DE LA SPONTANÉITÉ

DANS

LES VIRULENTES ET DANS LES ÉPIDÉMIES

SA NÉCESSITÉ

OU LA PESTE D'ASTRAKHAN

PAR

LE Dr FALIU

LAURÉAT ET MEMBRE CORRESPONDANT
DE QUATRE SOCIÉTÉS SAVANTES, ETC.

(Ouvrage destiné à l'homme du monde et au Médecin).

PARIS

LIBRAIRIE J.-B. BAILLIÈRE ET FILS
Rue Hautefeuille, 19.

PERPIGNAN

IMPRIMERIE-LIBRAIRIE DE L'ESPÉRANCE
Rue des Augustins. 26

1883

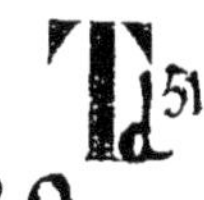

PRINCIPAUX OUVRAGES

DU MÊME AUTEUR :

DE L'AGE ET DE L'ORIGINE DE LA VARIOLE DANS LE MONDE, Paris, 1882, in-8 . . . . 2 fr 50

DE L'URTICAIRE, ses causes, sa pathogénie et son traitement (Médaille d'or). Paris, 1869, in-8, 52 pages . . . . 1 fr.

CORPS ÉTRANGERS DANS LES VOIES AÉRIENNES. (*Bull. de la Société médicale d'Anvers*) et tirage à part.

DE L'ACTION PHYSIOLOGIQUE ET THÉRAPEUTIQUE DE L'ALCOOL. Anvers, 1874, in-8. 134 pages. . . . . 3 fr.

DE LA MYOSITE, ET EN PARTICULIER DE CELLES DU PSOAS ET DU CARRÉ DES LOMBES. (*Médaille de vermeil de la Société de médecine de Louvain*).

AVANT-PROPOS

La première preuve de la Spontanéité dans les Virulentes
et dans les Epidémies a été surabondamment donnée par
nous dans l'*Age et l'Origine de la variole dans le monde* (1).
L'histoire, la science, les faits s'y sont montrés d'accord
pour proclamer que la petite-vérole, loin d'être venue d'Arabie
en Occident, était également vieille par toute la terre habitée ;
et que si elle eût pu être transportée, l'Arabie l'aurait reçue,
comme nous, depuis des temps incalculables, des contrées
de l'Extrême-Orient, qui n'en furent certainement pas le
premier berceau, mais qui en possédèrent le plus ancien-
nement les notions essentielles, que la médecine moderne
a dû réinventer, en les complétant.

L'importation et le transport de la variole étant réfutés
sans possibilité de réplique, la picote demeure convaincue d'être
née spontanément dans tous les pays de la terre : sans rap-
peler la découverte des Virulentes chez les Grecs antiques,
qui les auraient vulgarisées, s'il eût été nécessaire, un grand
nombre de siècles avant le voyage arabique de la petite-vérole;
et sans insister sur ce qui est encore exposé dans l'*Age et
l'Origine de la variole dans le monde,* nous avons désormais
le droit de déclarer la spontanéité prouvée et nécessaire. Dans

(1) Baillière et fils, Paris.

les éloges variés et très flatteurs, qu'il reçoit de divers côtés, il semblerait qu'en conformité de son titre, on voulut ne considérer ce mémoire que comme une histoire succinte et érudite de la picote dans tous les âges du passé ; comme une œuvre d'art, comme un simple jeu de l'esprit, aussi inutile à la science qu'à la pratique ; tandis que, s'il a pu mériter, à cet égard, le bien qu'en disent les hommes les plus compétents, il n'est, en réalité, dans son but et dans son intention, qu'un monument, fort imparfait, sans doute, mais inébranlable, érigé à la spontanéité, qui s'empresse d'en faire humblement hommage à la pathologie indigène et à l'épidémiologie de tous les pays.

D'autres preuves seraient donc inutiles. Mais la spontanéité est si franche ; elle est de si facile compréhension ; elle est si vraie ; elle est si raide dans sa douceur, qu'elle surprend et effraye l'homme le mieux disposé ; car la vie sociale et plus encore qu'elle, la vie scientifique, seraient une existence mortelle, si la discussion en devait être bannie.

Pour 'gagner tous les esprits, la spontanéité sent donc l'obligation de multiplier ses preuves ; pour les éloigner de la contagion, elle doit en montrer les impossibilités sans nombre ; pour les attirer et les fixer, elle doit leur faire entrevoir des lumières nouvelles dans des horizons nouveaux.

En conséquence, je me propose d'exposer aujourd'hui devant vous la suite des notions que j'ai acquises dans une étude longue, persévérante, encore actuelle ; depuis longtemps finie, jamais achevée ; dans laquelle j'étais loin de m'attendre, au départ, à trouver le désaccord de principes mal assortis qui, jusque-là, cependant, avaient fait toute ma croyance médicale. C'est toujours de la spontanéité que je veux parler ; de la spontanéité limitée dans ce champ, encore immense, de la contagion et des épidémies, dont l'étendue embrasse tout le monde terrestre et tout le monde de l'humanité. Cette largeur de la question ne doit pas, cependant, vous effrayer, car la solution en sera facile désormais, et elle n'aura que les proportions qu'il vous paraîtra convenable de lui donner.

Lorsque du bras d'un enfant on porte du vaccin dans le bras d'un autre enfant, qui en est vierge, on pratique la contagion. La gouttelette de liquide de cristal de roche qui a été l'agent de la contagion s'appelle *un virus*; l'insertion d'un virus dans la peau s'appelle *inoculation*. C'est aussi la contagion que l'on effectuait, dans un but prophylactique, avant l'invention de la vaccine, lorsqu'on inoculait le virus même de la petite-vérole. Cette opération ayant été, pendant une longue série de temps, la seule mise en usage dans l'art de guérir, on abrégeait, en parlant d'elle ; on dit encore, tout court : L'*Inoculation*. D'autres contagions, bien connues, se pratiquent journellement par le même procédé de l'inoculation, quoique le mode en soit différent : telle est celle de la rage, pour n'en point citer d'autre. L'inoculation, en un 'mot, est le modèle, le type par excellence de la contagion. Nous nous 'demanderons même s'il y a quelqu'autre méthode de transmission ; mais on enseigne en médecine qu'il existe une grande classe de maladies directement contagieuses : on les appelle *infectieuses*; je n'aurai à en parler que parce qu'elles sont épidémiques.

Il s'agit donc de savoir, si dans l'épidémie d'une Virulente , ou si dans une épidémie quelconque, le mal régnant est né de la contagion et est propagé par elle ; si la contagion peut expliquer la naissance, l'extension, la marche, les sauts, l'arrêt de l'épidémie ; ou, enfin, si son insuffisance doit faire admettre *nécessairement* l'intervention d'une cause qui lui est étrangère. On pourra se demander, enfin, si toute virulente qui est née sans inoculation effective, est bien sortie des mains de la contagion.

Or, toute maladie épidémique qui paraîtrait et s'étendrait en dehors de l'action directe de la contagion, aurait une existence indépendante d'elle, serait *spontanée*.

Voilà donc, d'une part, le sens de la spontanéité exactement défini ; et, de l'autre, le problème nettement posé. Nous aurons à démontrer d'abord, que la contagion est absolument incapable de rendre compte de l'épidémie ; et, secondement, que la spontanéité est un phénomène, une falcuté prouvée et nécessaire.

Mais avant d'aborder cette importante matière, quelques explications me paraissent indispensables. Qu'importe, me dira-t-on, que l'épidémie soit le fait de la contagion ou de la spontanéité ; le fléau n'en moissonne pas moins les populations de tous les climats. Ce qu'il faudrait, ce serait de soustraire l'homme aux hécatombes que s'immolent périodiquement ces effroyables maladies, dont le nom seul terrifie les plus courageux. Ce n'est pas à nous qu'il faudrait faire part des découvertes que vous pouvez avoir faites ; nos esprits ne sauraient comprendre ces grandes difficultés, qui divisent la plus haute science. Le langage médical, d'ailleurs, ne nous est pas familier ; et cet inconvénient sera préjudiciable à l'intérêt que méritent, sans doute, vos communications.

Bien d'autres observations pourraient encore m'être adressées : un mot de réponse à celles-ci vous rassurera sur toutes les autres.

Certes, la contagion et la spontanéité sont deux grandes questions appartenant l'une et l'autre à une science qui ne peut être comprise dans l'éducation la plus parfaite ; et l'on n'entre pas d'emblée, et sans une longue préparation, dans le temple d'Esculape, éclairé, pour les initiés, par mille lumières, qui s'éteignent devant les yeux profanes. La science, en outre, quelquefois atteinte d'un peu de pruderie, cache ses mystères les moins profonds sous un parler enigmatique et souvent peu harmonieux. Mais notre étude ne descend point dans les détails descriptifs, où abondent, précisément, ces expressions au son et à la physionomie barbares ; elle se maintient dans les grandes généralités, auxquelles le langage commun suffit, et est même nécessaire. Tout ce que dira la spontanéité sera , suivant le mot vulgaire , à la portée de tout le monde. De ce côté, par conséquent, aucune crainte.

La nature spéciale du sujet, loin de nuire, à son tour, à l'intérêt que doivent présenter les communications que je vous destine, les rendra, au contraire, particulièrement attrayantes : la spontanéité établit son existence et son état civil sur des faits que tout le monde connaît, ou peut juger ; et dont le développement successif, simple et naturel, a tout le charme d'un roman, conduisant à la conclusion à travers des péripéties multiples, qui laissent l'esprit du lecteur calme, satisfait et éclairé : séduit même, si j'osais en croire au dire écrit et parlé d'hommes compétents à qui j'ai pu soumettre quelques fragments de l'histoire de la spontanéité. Si l'ennui assistait donc à notre conférence, ce ne serait point la spontanéité qui l'y aurait introduit : il n'en faudrait accuser que la maladresse de son avocat, novice en l'art de la parole, malgré la rareté de ses cheveux et la pâleur foncée de sa barbe.

Expurgée de difficultés ennuyeuses, jolie comme un conte, la spontanéité embrasse tout le monde dans un même intérêt ; et ceux même qui ne croiraient pas devoir l'entendre sont précisément ceux à qui elle croit devoir ses premières confidences; ce sont ceux-là qu'elle veut convertir les premiers.

Les savants discuteront de leurs côtés; mais n'admettant point la spontanéité à venir dire ses raisons, et ne lui accordant aucune considération dans leurs conseils, leurs dissertations, dans lesquelles notre protégée recueillera certainement de nouvelles richesses, si elles n'aggravent pas la situation présente, changeront peu l'état actuel de la science, qui ne satisfait personne ; qui a déjà souvent délibéré sur les mêmes sujets, sous la domination oppressive de l'ancienne théorie ; qui réveille périodiquement les doutes et les incertitudes, assoupis dans les interrègnes des épidémies ; qui épouvante le monde entier, à propos d'un malheur particulier de l'Inde, de l'Afrique, ou du Nouveau-Monde; et qui enfin, se félicite sans mérite, du mal que les fléaux épidémiques n'ont pas voulu faire.

Mes prévisions fussent-elles téméraires, le haut enseignement ne pourrait pas, quand même, verser les idées nouvelles dans la masse des populations, séparées de lui par toutes les exigences de la vie sociale et de ses propres lois. Il ne parle qu'aux hommes qui iront un jour, en son nom, guérir ou soulager partout les souffrances humaines, même au milieu des périls des plus cruelles épidémies ; et ceux-ci ne peuvent point, à chaque instant, annoncer et répéter à chacun, dans une longue leçon, les conquêtes nouvelles, dont il importe qu'il soit instruit. Les idées anciennes, d'ailleurs, officiellement enseignées depuis des temps infinis, auraient opposé, dans l'esprit même des populations, une résistance invincible ; car elles sont, de tout temps aussi, la croyance universelle de tous les peuples, ne voyant autour d'eux que la contagion pour leur expliquer et leur faire comprendre les mystères des épidémies, qui menacent sans cesse leur vie. On pourrait même avancer peut-être que c'est de l'épouvante publique, de la multiplicité des victimes, du nombre des morts, des cris des mourants, que sont nées d'abord les idées de contagion épidémique, passées de là dans la science, qui les aurait érigées en théories contradictoires, se reniant à tour de rôle et toutes frappées d'impuissance, puisque la dernière est contestée, en prouvant la fausseté de toutes les autres.

Quoiqu'il en soit de la chronologie populaire ou praticienne de la contagion dans l'épidémie, l'opinion publique est encore plus contagionniste que la médecine même ; et elle ne possède pas, comme celle-ci, les instruments faciles de la conversion dans une éducation professionnelle ; dans une tradition déjà vieille d'études et de disputes savantes ; dans les recherches passionnées, alimentant l'ardeur de la controverse.

Les gouvernements, contagionnistes dans leurs personnes complexes, spontanément, et par orthodoxie, le sont encore par état. De toutes parts, les fils et les courriers leur apportent, à tout instant, les missives exigeantes de la peur, mère aveugle et sourde de l'égoïsme ; les populations envahies veulent être délivrées ; celles qui se croient menacées veulent être préservées, au prix, s'il le fallait, de tous les autres intérêts de la patrie. C'est alors que pour calmer toutes ces têtes éperdues, les conseils des gouvernants décrètent ces mesures immenses, dont l'utilité directe ne sera jamais démontrée ; et dont les inconvénients égalent la grandeur : c'est ainsi que vous avez vu faire et parler tous les états des deux mondes.

C'est donc bien, maintenant, l'esprit public qu'il importe de modifier en matière de contagion épidémique ; c'est bien par lui qu'il convient de continuer la présentation de la spontanéité.

Si la spontanéité était bien accueillie de vous ; si surtout, sa modestie et sa grâce lui gagnaient la faveur des personnes de son sexe ; le bien qu'elle veut faire, les services qu'elle veut rendre, prêchés par ce prosélytisme charmant et irrésistible, lui assureraient la conquête rapide du monde entier. Ses progrès ne rencontreraient d'obstacle ni dans la hauteur des montagnes, ni dans la largeur des mers, ni dans l'étendue des déserts; tous les pays lui seraient bientôt soumis ; et les chaires savantes, où sont assis nos maîtres, seraient subjuguées elles-mêmes par la magie de ce patronage enchanteur, à qui la persuasion ne résista jamais.

La spontanéité fera libéralement ses preuves devant vous : ne serait-il pas flatteur, je vous le demande, pour vous, surtout, en qui l'auteur a puisé ses espérances et ses inspirations, de voir irrévocablement fixé dans la science un principe fécond, devant lequel les portes en furent toujours tenues fermées avec une rigueur aussi injuste que tyrannique et pernicieuse ?

Un professeur, emporté au seuil d'une carrière glorieuse, disait, peu avant que la mort le touchât, que la spontanéité n'avait jamais été ni prouvée ni niée ; et aussitôt, il épuisait son talent et sa fécondité en arguments qui la niaient énergiquement dans la lettre, mais dont la dialectique, embarrassée dans les entraves de la vérité, aboutissait fatalement, comme toujours, et comme vous verrez, à la consécration de la doctrine repoussée (1).

Hé bien ! la spontanéité sera prouvée ici : ne serez-vous pas fiers, encore une fois, vous, dont la spontanéité sera la véritable fille, qu'un établissement définitif lui soit fait enfin dans les livres et dans les chaires de la santé ?

Dans les discussions de l'avenir, la contagion s'éclairera, sans faute, des lumières de la spontanéité, et acceptera d'elle sa place modeste, mais méritée et légitimement possédée désormais. Ce partage amiable, imposé par la justice, apportera la solution et la paix dans ces questions ardentes, éternellement discutées, et toujours pendantes.

La pacification de la science dans le domaine usurpé de la contagion voyageuse sera donc encore un honneur que vous devra la spontanéité ; c'est un bienfait qui

____

(1) Dict. méd. et chir. prat.

légitime notre entreprise et récompensera magnifiquement nos efforts communs. — C'est bien au public, vous le voyez, qu'il convient de présenter la seconde preuve de la spontanéité.

Mais ce n'est pas à ces faveurs platoniques que la spontanéité veut borner ses services ; elle vous donne des conseils pratiques, auxquels la raison éclairée ne peut refuser son entière sanction.

Si la contagion est la mère de l'épidémie, fuyez les malades, car chacun d'eux est un foyer qui souffle sur vous la maladie et la mort ; ne touchez pas aux cadavres, car d'eux s'échappent des émanations plus mortelles encore. Le mari ne peut pas laisser la mère de ses enfants, veuve et malheureuse avec eux ; la femme, qui est la providence de la maison et l'ange gardien de la famille, ne peut laisser orphelins, les enfants de son cœur, que le monde et la vie emporteraient dans leurs tourmentes, comme des matelots sans boussole sont engloutis dans les tempêtes de la mer : si vous êtes contagionnistes, évitez même la vue des malades ; emportez tous les êtres qui vous sont chers, et fuyez.

Il y a d'autres hommes et d'autres femmes, qui n'ont voulu être ni les pères, ni les mères, ni les enfants de personne, afin d'être les frères et les sœurs désemparés et dévoué de tout le monde ; ils portent sur eux l'enseigne du dévouement ; ils viennent même quand on ne les appelle pas ; les seuls dangers qu'ils redoutent sont le dédain de leurs secours et l'insuccès de leurs efforts : les malheureux ne seront pas à la fois les victimes de l'épidémie et de l'abandon : fuyez.

Le médecin, au premier cri d'alarme, sacrifiant ses plus chères attaches, se lance au milieu de tous les périls, avec une abnégation qui est vraiment héroïque, car chez lui, la contagion est une fatalité apprise et raisonnée : tout ce monde prodiguera sa présence et ses soins. Votre concours est inutile ; il serait même dangereux, car chacun de vous, inutilement assailli par le mal, deviendrait un foyer nouveau de propagation nouvelle : la contagion enseigne que l'isolement est la seule arme qui puisse vaincre le monstre de l'épidémie. La voix du devoir fera peut-être entendre au fond de votre cœur des reproches et des remords importuns, rebelles à l'excuse de l'intérêt le plus pur : n'écoutez pas, et fuyez ; fuyez les malades, les morts et les mourants. Mais si la spontanéité a pu vous convaincre, vous saurez que ce n'est pas le malade qu'il faut fuir, mais le lieu. Dans l'épidémie, venue on ne sait jamais d'où, chacun est malade pour son compte, et ne doit rien au malheur d'autrui. Le génie de l'épidémie envoyé par des puissances encore inconnues, trace autour de la contrée qu'il veut ravager un cercle néfaste, en deçà duquel tout lui appartient : voletant, sans cesse ni trève, parmi ses sujets consternés et prisonniers, il frappe du bout de son aile ceux qu'il rencontre sur son chemin, jusqu'à ce que repu, ou las de frapper, ou privé de sa force empruntée, il s'arrête, s'endorme ou s'évanouisse, comme un monstre carnassier qui s'affaisse et meurt, sans raison naturelle, sur les os et les cadavres dont sa fureur a jonché la terre.

Une semelle au-delà de la ligne épidémique, l'influence maligne a perdu tout son pouvoir : sortez de ce cercle, vous aurez fui le danger ; vous trouverez, au-delà des frontières de l'épidémie, des hôtes hospitaliers, s'ils savent, comme vous, que la contagion ni la spontanéité ne suivent vos pas, ne voyagent en vous, ni avec vous.

Mais si vous restez, vous bravez la colère du fléau ; le péril commun vous entoure ; les conseils de votre vieille crédulité ne peuvent vous y soustraire. La contagion vous dit : fuyez les malades ou je vous prends ; la spontanéité répond : ne croyez pas cette fanfaronne lugubre, qui ne peut rien sur vos corps, et n'infecte que votre esprit : moi seule, je puis vous accabler; moi seule, je puis vous poursuivre jusque dans vos solitudes les plus secrètes et les cachettes les plus isolées : si vous avez peur, si vous voulez vous sauver, fuyez les lieux que j'habite, avant que je ne vous touche; et ne craignez que moi.

La spontanéité, en vous enseignant que le mal épidémique ne sort point des flancs corrompus de la contagion, rend donc le service le plus signalé à l'homme des temps modernes, perpétuellement menacé de tous les fléaux ; et à celui des âges de l'avenir, qui aura appris d'elle à se garantir de ces grands maux, sciemment, sans crainte pour le prochain, et plus sûrement que par aucune autre découverte du savoir humain, à qui le monde crie vainement secours et protection ! Les malades et les morts ne seront plus dangereux pour votre corps ni pour votre imagination. Le dévouement, dont la France chevaleresque est la patrie d'élection, et que la femme française porte jusqu'au-delà de la plus sublime abnégation, prendra un nouvel essor dans la civilisation, sous la conduite de la spontanéité, qui est aussi un enfant de la France.

L'air du champ de l'épidémie, quand même on y trouvât aujourd'hui quelque fétu dont la contagion pût se prévaloir, ne contiendra plus rien que vous deviez redouter, puisque la spontanéité seule fait l'épidémie, là seulement, où l'inconnu la souffle.

Vous le saviez déjà, avant que la spontanéité songeât à vous l'apprendre ; car vous voyez souvent les vents furieux blanchir l'air, à perte de vue, de nuages de poussière, que les joints les plus ingénieux ne peuvent empêcher d'inonder vos demeures ; et vous connaissez les douces caresses du zéphyr, qui rafraîchissent vos têtes pensives, et font doucement onduler les chevelures poétiques : si la contagion jetait dans l'air, autour de nous, les germes de l'épidémie, il nous faudrait donc souffrir et mourir dans la désespérance, car l'air, mobile et voyageur, sèmerait en tous sens, jusqu'aux confins de l'atmosphère, les contages dont il serait plein ; et il en ferait porteurs inconscients tous les êtres qui le traversent. Les purifications, pour atteindre efficacement ces miasmes contagieux, plus massives nécessairement et plus énergiques que la cause supposée, seraient la destruction universelle, car elles sont prises dans l'ordre des poisons, à quoi personne ne résiste.

La spontanéité vous prouve ainsi qu'elle est toute locale ; que tous les efforts d'un univers seraient impuissants à la déplacer d'une demi-coudée ; et que les entraves apportées au mouvement des choses et des hommes sont l'inutilité la plus préjudiciable au bien des peuples et à la tranquilité des esprits : ce service n'est-il pas réel et magnifique : et n'est-ce pas au public qu'il convient de l'offrir ?

La spontanéité a donc raison de dire d'elle-même que toute vérité scientifique comporte des applications pratiques mesurées à sa propre grandeur. Ses faveurs, cependant, ne sont pas épuisées. Elle a caché dans un des coins les plus éclairés de l'*Age et de l'Origine de la variole dans le monde,* une promesse bien plus importante encore; vous l'y découvrirez facilement si vous êtes spontanéistes; et la spontanéité vous répondra, si vous devenez ses adeptes fervents.

Elle en avait déjà offert les prémices, plus loin dans le passé, dans les termes de la modestie le plus attentivement scrupuleuse, à une académie de petite province : les bons confrères, avec une franchise dont je suis encore tout reconnaissant, se sentirent sérieusement séduits : c'est écrit. Mais le chef, molesté de ce que, très-innocemment, la question lui semblât peu familière, se révolta contre la séduction commune ; et déclara qu'en fait de variole et de prophylaxie, il n'y avait rien de tel qu'une petite statistique d'épidémies de la virulente, ou la reproduction des vieilleries couchées dans tous les livres, nonobstant la demande formelle d'un meilleur nouveau ; le reste n'étant que de vaines et sottes théories, pour lesquelles une médaille de bronze était bien suffisante ; et les bons confrères répondirent : ... Vous avez raison.

La spontanéité, si vous savez vous rendre digne d'elle, veut donc vous préserver le plus efficacement de la picote. Elle veut même vous guérir de la rage, ce sphinx affreux, qui, depuis l'origine du monde, n'a pas encore trouvé son Œdipe ; et qui fait accuser d'insanité d'esprit quiconque ose tenter de munir l'homme d'armes pour le vaincre : demandez à la contagion si elle peut vous rendre ces services, et ce que peuvent valoir de tels bienfaits.

N'oubliez pas, je vous en prie en finissant, que la spontanéité ne renie point la contagion, sa sœur ingrate et despotique. Plus juste et plus modeste que sa vieille rivale, elle lui cède une part très honorable dans les affections contagieuses; tandis qu'elle-même était durement expulsée de la parcelle la plus exiguë du noir patrimoine des épidémies. Vous jugerez vous-mêmes ses preuves et ses droits : c'est dans la peste d'Astrakhan qu'elle les puise aujourd'hui. Cette épidémie encore toute récente, a eu deux histoires : l'une officielle, l'autre

romantique ; celle-là scientifique ; celle-ci extra-médicale.
Mais pendant que la science taille ses plumes, essuye ses
lunettes et se recueille magistralement, la presse nouvelliste,
plus leste en ses apprêts, et plus légère en ses allures,
embouche sa trompette d'airain, et annonce au monde apitoyé,
et les infortunes imméritées du cosaque du Don, et la peste
meurtrière du district d'Astrakhan : c'est aussi par le premier
de ces lamentables récits que la spontanéité doit faire son
entrée. Les relations officielles arriveront à leur tour ; vous y
verrez, à chaque ligne, la spontanéité briller à la meilleure
place, comme une figure et des couleurs sur une toile pré-
parée par le cosaque du Don.

Une troisième version, aussi prosaïque et moins populaire,
mais beaucoup plus commode pour la spontanéité, fut publiée
et propagée. De celle-ci, il ne sera point question, parce
qu'elle supprimerait toute discussion : elle dit que la peste
d'Astrakhan naquit sur place, et n'eut point d'origine étrangère ; ce fut donc la spontanéité qui en accoucha.

La spontanéité dans les virulentes et dans les épidémies se
démontre de cent manières ; l'énumération de ses preuves
ne sera pas close, afin de recevoir les additions qui nous
seront proposées, et celles même que nous indiqueront les
développements auxquels nous allons nous livrer.

La spontanéité se prouve d'abord par l'*Age et l'Origine de
la variole dans le monde* (1), où il est montré avec la dernière
évidence que la petite-vérole est née sans ascendants, et de
tout temps, dans les pays où on la voit aujourd'hui.

La spontanéité se prouve ensuite par sa *Nécessité*, qui
constitue le second chapitre du sujet général.

Elle se prouve encore :

Par l'apparition de la première virulente de chaque espèce
dans l'humanité, et par ce qu'en pathologie générale, on
appelle : *la Prédisposition* ;

Par l'affaiblissement des virus, prouvé lui-même ;

Par les propriétés et la conduite de la contagion ;

---

(1) Baillière et fils. Paris.

Par le comportement et le diagnostic de la variole inoculée et de la variole naturelle ;

Par la variole intra-utérine ;

Par la prophylaxie la plus excellente de la petite-vérole, et par la guérison de la rage ;

Par la définition de l'épidémie, de l'endémie et de la sporadicité ;

Par l'aveu involontaire qu'en font les auteurs amenés à parler d'elle sans l'avoir prise pour objet de leurs dissertations ;

Par les arguments et les faits directement employés contre elle.

. . . .
. . . .

Toutes ces preuves, ainsi que la spontanéité, à laquelle elles donnent la vie, sont nées, et sont contenues, dans notre *Etude générale des virus*. C'est dans cette source commune, originelle et inédite, que nous continuerons de les prendre en donnant à chacune d'elles, l'extension que comporte sa propre importance dans cette grande question. Nous commençons.

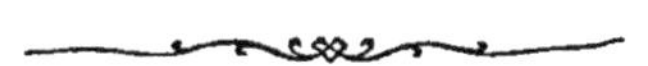

NÉCESSITÉ DE LA SPONTANÉITÉ

OU LA PESTE D'ASTRAKHAN

CHAPITRE PREMIER

LE COSAQUE DU DON.

Un cosaque des rivages du Don, revenant de la guerre d'Asie, glorieux des triomphes de son pays, et plus épris des amours qu'il avait laissées au village, avait cherché un objet exotique dont il put faire à sa fiancée un présent qui prouvât à la fois la vivacité et la constance de l'affection jurée.

Un châle, tissé peut-être à Moussoul; peut-être dans quelque fabrique impériale de l'ancien Commandeur des croyants: peut-être une vieille frusque de la belle Zobéïde, tomba sous ses yeux et passa dans ses mains, comme devant être le langage éloquent qui exprimerait les tendres pensées de son cœur amoureux. Amour, espoir, bonheur, voyageaient dans les plis soyeux de ce châle, objet de toutes les attentions du cosaque du Don. Mais un ennemi invisible et terrible s'était caché et voyageait incognito parmi ces idéalités, qui se montrent toujours prêtes à remplir des vides mystérieux que le cœur humain leur réserve invinciblement; et que leur vision insaisissable laisse toujours plus vides que jamais.

Le cosaque arrive. La double parenté, les amis, les voisins contemplent et admirent le châle asiastique, qui, bientôt, s'étale sur les épaules décemment couvertes de la jeune fiancée: ainsi le veut, sur les rives du Don, comme aux bords de la Seine, le code des mœurs civilisées.

Mais à peine le vêtement amoureux et perfide touchait-il les habits de l'infortunée cosaquesse, que, soudain, elle tombait pour ne plus se relever, et mourir au bout de quelques

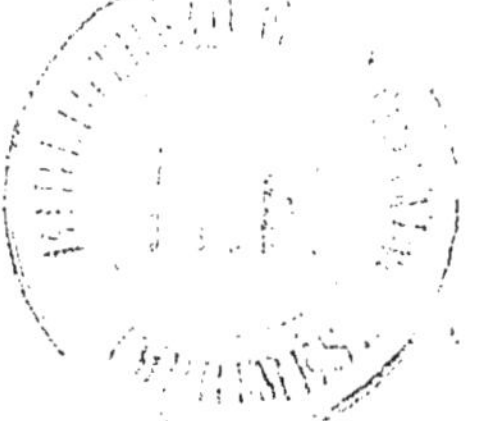

courtes heures, sous les étreintes de la première peste noire, qui fut la plus terrible de toute l'épidémie.

Le fiancé, les proches, les assistants, consternés, entourent la mourante, impassible, déjà, et immobile comme la statue de la terreur. Le prêtre et le médecin accourent ; mais leurs secours, s'ils adoucirent les derniers moments d'une si grande catastrophe, n'en purent retarder le terme fatal de la longueur d'un soupir d'agonie.

De cette première victime, vivante et morte, la peste, plus rapide que l'aile des nouvelles, courut dans tous les sens jusqu'à ce que la fatigue lui coupât les jambes ; ou que, plutôt, elle fût arrêtée aux frontières que l'épidémie lui avait tracées dans le district de la fiancée du cosaque du Don. Derrière elle, les êtres humains tombaient plus nombreux que les feuilles d'octobre. La mort et la fuite firent de ces pays, peu habités, de véritables solitudes de désert.

Le fléau, ne pouvant frapper toutes les têtes à la fois, voyait avec colère lui échapper des victimes qui lui étaient dévolues ; il se précipitait à leur poursuite ; mais arrivé à la barrière tracée, les gardes invisibles qui veillaient aux confins de l'épidémie, lui criaient : on ne passe pas. Ce fut alors que les cris, à l'aide ! poussés par les circonvoisins et les étrangers d'au-delà de l'épidémie, émurent la sollicitude gouvernementale qui s'empressa de tracer tardivement, autour des limites infranchissables du fléau, le cordon sanitaire de la théorie, pour empêcher la sortie de la peste, à qui ses maîtres inconnus avaient déjà dit, dans leur omnipotence : tu n'iras pas plus loin. Et aussitôt la contagion triomphante s'était écriée : grâce aux mesures prises, l'épidémie est circonscrite et étouffée dans son berceau.

Voilà la scène, dont les dessins ont illustré les journaux à nouvelles émouvantes ; et voilà le récit des nouvellistes sans commission.

Reprenons :

Où avait été pris le châle dans les plis duquel la peste s'était glissée en compagnie des espérances amoureuses du cosaque du Don ? On ne le sait ; on ne se le demande même pas : la question serait oiseuse ! La peste noire voyageait clandestinement et traîtreusement dans cette enveloppe de fiançailles : il suffit qu'on le dise. Mais la contagion de la peste, contestée de plusieurs, et radicalement niée par nous, avait besoin d'indiquer son origine et les moindres particularités de son voyage, avec une certitude inattaquable; car si la peste d'Astrakhan pouvait n'avoir pas eu de source, la spontanéité serait nécessaire dès cette première page.

Cependant la peste ne régnait ni dans le théâtre de la guerre ni sur les chemins du retour : c'est un fait certain et confirmé.

D'ailleurs, aucun autre cosaque du Don ne l'avait apportée parmi les bibelots qu'un guerrier soucieux des traditions modernes, et jaloux de montrer ses hauts faits, ne manque jamais de charger sur son dos triomphant.

Une parcelle de contage des pestes passées, malicieusement cachée dans quelque trou, se serait-elle donc élancée dans le châle maudit; ou s'y trouvait-elle déjà depuis les anciennes épidémies, comme cet atome de virus scarlatineux, qui dormit vingt ans, ainsi qu'un mousquetaire au repos, dans l'habit de cérémonie d'un savant médecin du pays d'Autriche ; et n'en sortit que vingt ans après, pour reprendre campagne, comme le mousquetaire d'Alexandre ?

Vous conviendrez que le cas serait plus merveilleux que toutes les merveilles de la spontanéité, lorsque, surtout, vous vous rappellerez quelles difficultés accompagnent la conservation du vaccin, qui est un contage, entre nos mains soigneuses et intéressées. Il faudrait que la contagion prouvât que parmi les intempéries et toutes les causes de destruction réunies dans les pays à peste, un fétu de matière organique, malade ou en décomposition, peut vivre, et se réserver pour des temps choisis par lui !

Mais ne donnons pas à la contagion des soucis inutiles. Le rapport officiel nous apprendra que la peste d'Astrakhan ne vint point de Turquie d'Asie, à ce moment, et depuis de longues années, dépourvue de toute épidémie pestilentielle: or c'est l'épidémie seule qui recèle la contagiosité théorique. Et vous verrez que l'homme éminent qui, à défaut de source turque, devait trouver une autre origine à la peste d'Astrakhan, n'a pu le faire que par simple supposition, —

en l'*admettant* seulement — ; et vous comprendrez aisément que s'il s'est résolu à la dure extrémité de ne parler qu'au nom de l'incertitude (1), c'est qu'aucune preuve ne lui étant apparue, il fallait cependant assigner une provenance à cette épidémie, sous peine de voir la spontanéité proclamée reine de l'épidémiologie, au bout d'un rapport contagionniste. Vous verrez, enfin, que l'appui sur lequel le rapport officiel établit sa base hésitante, lui a été subitement retiré ; et son hypothèse, toute gratuite, privée de ce secours, s'écroule en une poussière méconnaissable. L'origine turque étant renoncée ; l'autre n'ayant plus même la ressource de la supposition, le contagionnisme reste seul, à Astrakhan, désarmé, désemparé, désorienté, au milieu des perplexités dont vous continuerez à être les témoins.

Ainsi, la peste du district d'Astrakhan, manqua d'origine étrangère ; elle naquit donc sur lieu, et fut nécessairement spontanée. Nous apprendrons, plus loin, qu'elle ne fut la source d'aucune autre épidémie, ni dans le pays des Cosaques, ni parmi les autres humains : elle mourut donc aussi sur place ; et cette fin, conséquence naturelle d'une naissance locale, est une autre preuve de spontanéité ; car, privée de locomotion, l'épidémie ne peut recevoir son existence que d'elle-même, à chaque éclosion, puisqu'elle ne vient pas, et qu'elle ne va point.

Persuadez-vous bien que ce n'est pas seulement la peste d'Astrakhan qui se trouve dans la nécessité de naître tristement de la spontanéité ; toutes les autres épidémies sont dans un cas également disgracieux : l'animal est soumis à cette loi, qu'il ne discute point, aussi sévèrement que l'homme, qui résiste vainement à son autorité.

C'est nous seul qui vous disons ces étranges choses-là. Mais interrogez les dernières épidémies qui ont épouvanté le monde ; demandez à la fièvre jaune de la Nouvelle-Orléans et du Sénégal où elles avaient puisé leur contage primitif, et par quels chemins elles l'avaient fait venir ;

---

(1) ... « Du moment que *nous admettons* que l'affection provient de l'étranger, il nous *paraît logique de penser* que le transport s'est effectué par la voie la plus fréquentée et la plus naturelle, la voie de la Perse.»

priez la variole de la guerre Allemande de vous dire où elle avait été prendre sa longue épidémie; exigez que les typhoïdes, dont on enterre encore les derniers morts, vous indiquent les sources d'où elles étaient parties ; demandez aux épidémies dont je vous parle plus loin, en quel lieu du monde elles avaient été chercher leur germe originel ; questionnez toutes les histoires et tous les historiens d'épidémies : si vous apportez une preuve de voyage, seulement plausible et discutable, retenez encore vos vieilles croyances, et laissez la spontanéité dans son isolement. Elle-même est prête à rentrer dans vos rangs, ici, comme dans l'*Age et l'Origine de la variole dans le monde*, si vous lui présentez ce phénix introuvable : aussi bien, votre conversion, que la vérite désire si ardemment, arrêterait déjà notre plume ; et nous voulons vous fortifier contre les défaillances d'une conviction hâtive et irréfléchie.

Si même, à défaut d'origine, la contagion peut indiquer, avec la solennité que demande une preuve dont dépend la vie ou la mort, pour elle ou pour nous, en quel endroit précis se sont retirées ces épidémies, où elle ira chercher plus tard son germe pour les épidémies de l'avenir ; si vous pouvez montrer ces retraites mystérieuses, nous nous déclarons convaincu d'erreur ; et effaçant tout ce que nous avons griffonné, même l'*Age et l'Origine des Virulentes*, dont la négation n'a effleuré aucune page, comme plus haut, humble et docile, nous retournons nous-même à la contagion aérienne. Mais, je vous le dis, votre épreuve épuisera vos années et celles des générations futures. Soyez donc spontanéistes avant de sortir d'ici, car vous lirez encore dans le rapport officiel, que « ce n'est que par un hasard bien extraordinaire que l'on arrive à suivre pas à pas la formation d'une épidémie depuis son début jusqu'à sa terminaison »; et vous verrez, en outre, plus bas, que si, sans preuve, il admet, néanmoins, l'origine étrangère, une voix partie de l'étranger, défend aux épidémies de venir de loin, et leur commande de naître et de mourir sur place, afin de vous faire assister au baptême de la spontanéité (1).

Cependant, si la contagion ne peut dire le lieu précis où

Dr Tholozan.

elle a été prendre le germe inconnu de l'épidémie d'Astrakhan, ni le chemin qu'aurait tenu cette semence, ni l'intermédiaire qui l'aurait apportée, ni la raison pour laquelle ce messager se serait rendu préférablement dans le village innommé du cosaque du Don, il est évident que cette peste n'a pas eu d'origine éloignée : quelle fut spontanée. Toutes les autres épidémies étant forcément dans le même cas, toute épidémie sort de la spontanéité. Et vous ajouterez sans peine que si l'épidémie naît de la spontanéité, elle n'a pas besoin de source contagieuse, ni de porteur, ni de route tracée, ni de but explicable.

Jamais on n'a vu un cosaque du Don partir en voyage sans savoir d'où il vient, où il va et où il veut giter ; et jamais, à moins qu'il ne soit aveugle-né ou fou, on ne verra le cosaque du Volga oublier le site de son village, le chemin qui y conduit, le nom qu'il porte, et celui que sa mère lui a donné à lui-même. Le germe de la peste n'est pas un cosaque, assurément ; mais on voit le contagionnisme faire exécuter aux agents de l'épidémie de si grands prodiges d'imagination, que la civilisation paresseuse n'oserait les proposer à la sagacité des plus fins cosaques qui boivent l'eau des deux grands fleuves du district d'Astrakhan.

Cependant, si, comme il est enseigné, la peste a une incubation de huit jours ; et, si après une semaine, les hommes et les choses reprennent leur libre circulation, c'est qu'on pense aussi que les germes qui les accompagnaient ne peuvent pas vivre un temps plus long ; sans quoi les choses, au moins, pourraient semer la maladie toujours et à toute distance. Les quarantaines prenant fin après le huitième jour, confirment cette doctrine. Dès lors, tout pays pestilentiel dans lequel il ne se serait pas montré de peste depuis huit jours, ne pourrait plus fournir aucun germe de cette maladie ; et après huit jours, toute peste épidémique, stationnaire ou voyageuse, naîtrait de la spontanéité : tel est le cas de la peste du Don, et de toutes les autres.

Lisez dans tous les livres, l'histoire de l'étiologie de toutes les épidémiques, et, à travers toutes les sinuosités par lesquelles la contagion vous fera passer, vous arriverez toujours au même mot : spontanéité, que souvent vous y trouverez écrit, si l'ouvrage date de ce siècle.

La contagion, pour ne point se compromettre dans l'essai de preuves impossibles, n'hésiterait pas à avouer que, dans ses patries, le fléau reparaît, en effet, sans parents générateurs; qu'il sort d'une mère stérile : qu'il naît tout seul, spontanément. Mais elle ajoute incontinent que cette première naissance effectuée, par l'opération d'agents cachés, elle s'empare de l'enfant du mystère, et le colporte, en le morcelant comme une pâte à levain, pour en faire une épidémie, douce ou méchante, à son gré.

A cette prétention, qui n'est qu'un dire tout cru, la spontanéité répond : Si je fais une première peste, pourquoi ne ferais-je pas les autres? Le sujet que j'aurais choisi n'aurait pas été lié à la place où j'irais le frapper; il serait libre et en mouvement, comme les autres ; l'influence qui me fait naître ne s'attacherait pas seulement à ses pas, en évitant ses voisins ; elle ne peut se limiter à sa seule personne, puisqu'elle résulte de l'action de causes naturelles, s'exerçant, par conséquent, sur une étendue quelconque, dont l'espace contient nécessairement une pluralité d'individus.

Comment, enfin, la contagion pourrait-elle s'y prendre pour prouver sa propriété épidémique, et la nécessité de ses voyages lointains? Pourrait-elle, au moins, démontrer, son action contagieuse? Si elle peut raisonnablement expliquer par où pénètre le contage, le chemin qu'il suit, le lieu du rendez-vous, ce qu'il fait ou ce qu'il supporte, à son arrivée et sur la route, nous arrêtons là notre plume, et, derechef, nous livrons aux effets contagieux de la flamme, ce manuscrit et les autres.

La spontanéité dirait encore: « Toute contagion est suivie d'un travail initial, inévitable, dont l'accomplissement demande une durée quelconque. L'inoculation d'un contage ne montre ses petits, et la maladie dont ils sont la caractéristique, qu'après un espace toujours long, si on le compare à la soudaineté de la mort de la cosaquesse, qui est un fait commun dans les épidémies. La fiancée du Don ne succomba donc point à la contagion, à laquelle, pour la même raison, demeurent pareillement étrangers les cas foudroyants qui s'observent dans le cours de tous les fléaux épidémiques. Et si le reste des malades devait être attribué à la contagion, il arriverait cette impossibilité, que deux causes contraires se réuniraient pour produire un effet commun ! » Je crois, en effet, qu'on verrait plutôt les deux femmes terribles, d'humeur incompatible, et réciproquement jalouses, se jeter l'une sur l'autre, et s'entre-tuer comme Brutus et Tarquin ; et comme, les deux chiens de la légende vulgaire, ne laisser sur le sol, après le combat, que les tresses fines et blondes de la spontanéité, et le chignon grossier et faux de la contagion.

La contagion, pour ses aises, aurait permis à la fiancée du cosaque du Don, ce que la décence défend à nos fiancées, de faire, en société, ses épaules et sa poitrine nues pour l'essai de ce châle perfide, que nous ne changerions rien à notre questionnaire : comment s'est-elle conduite pour traverser la peau de la cosaquesse ; comment a-t-elle pénétré dans cet organisme vivace, et y a-t-elle détruit la vie avant de l'avoir rendu anatomiquement malade ? Sa réponse nous suffit. Si seulement elle peut nous montrer le contage de la peste, ou celui de la fièvre jaune, nous déclarons inutile la spontanéité, dont l'existence rend la contagion inutile.

CHAPITRE II.

CONTAGION EXPÉRIMENTALE.

Au seuil de la *Nécessité*, je vous parlais du liquide de cristal de roche de la petite-vérole, dont il est le seul contage, coulant toujours de la même fontaine, ou, plutôt, d'une source toujours semblable à elle-même, toujours identique.

De son inoculation naît toujours la variole contagieuse, et toujours la même : il n'y a point d'autre virus ; il n'y a point d'autre picote. La petite province dont j'ai parlé est la seule à dire qu'il y a des varioles sans boutons, c'est-à-dire, un soleil sans rayons, un firmament sans étoiles, une pensée sans esprit.

Mais dans la peste, les lésions sont nombreuses, et aucune d'elles n'est nécessaire, pathognonomique, comme disent les médecins. Les bubons manquent quelquefois ;

ce n'est donc pas d'eux que vient la contagion ; les charbons font encore plus souvent défaut ; ils ne sont donc point la source de la. contagion ; ainsi des autres. Aucune de ces lésions n'étant absolument constante, elles ne sont douées de contagion ni les unes ni les autres ; et la peste n'a point de contage proprement dit : elle ne peut donc être contagieuse. Le pus du bubon pourrait être dangereux, comme l'introduction de toute pourriture ; mais il ne serait pas porteur de contagion : le bouton de la variole cesse d'être inoculable dès qu'il n'est plus que purulent. Mais encore arriva-t-il à la pauvre cosaquesse du Don de mourir avant d'être malade,•— matériellement — ; et elle n'est pas la seule à qui soit arrivé ce désagréable évènement : elle ne pouvait donc être ni l'origine de l'épidémie, ni la victime de la contagion, puisqu'elle ne présentait encore aucune lésion, indispensable suite, et source indispensable de toute contagion. Rappelez-vous l'inoculation de la variole, toujours suivie du bouton variolique, et jamais d'épidémie : jamais passée au pluriel. Convenez donc qu'il fallut nier la contagiosité de la peste, lors même qu'on n'aurait pas possédé une genèse certaine de cette *infectieuse* ; et que, par conséquent, la spontanéité sera une invincible nécessité, tant qu'il y aura des épidémies dans le monde. Ainsi, dès à présent, votre esprit est prémuni contre l'étonnement où il pourrait tomber, quand il verra toutes les expériences tentées pour communiquer la peste, amener des résultats négatifs, même au sein de l'épidémie, dont il semble, cependant, que l'influence générale aurait dû se concerter quelquefois avec l'opérateur, si celui-ci eût été armé d'un principe contagieux. Mais ni l'inoculation ; ni le contact immédiat ; ni le contact médiat, par tous les intermédiaires ; ni le maniement des cadavres; ni la recherche de la nature inconnue de la maladie dans les tissus morts ; ni le contact à distance par la voie de l'air ambiant et respiré, qui est comme un vaste filet électrique tendu par la contagion, ne transmettent la peste épidémique, ni celle de l'endémie.

Dans les virulentes, si les autres essais de transmisssion restent pareillement infructueux, en aucun temps l'inoculation ne manque de reproduire la maladie inoculée ; mais encore ne dépasse-t-elle point l'individu opéré : jamais, répétons-le, elle n'a provoqué d'épidémie, ainsi que l'a prouvé l'immense pratique de l'inoculation prophylactique.

Ces deux faits considérables, d'expression contradictoire et de portée concordante, doivent rester gravés dans vos esprits ; et vous devez les afficher, à chaque résistance, sur la face de la peste, qui n'a pas même de principe contagieux qu'elle puisse vous montrer : les produits recueillis sur les cadavres et sur les malades ne sont que des matières altérées, que la contagion elle-même répudie, parce qu'elles lui sont impropres.

Dormir sous la même couverture, à côté d'un pestiféré ; enfoncer ses mains au milieu des chairs d'un mort de la peste ; diviser et pétrir ces chairs pour y chercher un principe contagieux, ou la cause du mal ; s'inoculer la matière des lésions de la maladie ; s'inoculer le sang, qu'on dit, pourtant, si contagieux, dans les plus vilaines des virulentes, c'est faire le possible pour gagner la peste ; et l'on n'y réussit point ! et le fléau d'Orient serait contagieux ! et la contagion ferait l'épidémie ! et la spontanéité ne serait pas une nécessité !

Dans les virulentes, l'inoculation manuelle est seule porteuse de contagion, constamment limitée au sujet inoculé ; mais aucune des autres épreuves n'est contagieuse chez elles. Jenner, l'inventeur contemporain de la vaccine, pour obéir aux instances importunes de son propre raisonnement avait déjà inoculé la sang des varioleux ; et ce fut toujours sans succès. Or l'inoculation n'est pas automatiquement transmissible ; et, par conséquent, l'épidémie variolique ne doit rien à la contagion, qui ne prête rien à l'épidémie.

Ainsi la raison, la science, l'expérimentation directe se réunissent pour accabler la contagion du typhus d'Orient. De toutes ces conditions ennemies, si naturellement possibles, et si rationnellement expliquées, d'où se tirent des conséquences formidables contre la propriété contagieuse de la peste, la négation expérimentale est celle qui touche le plus sensiblement l'ancienne théorie, qui la connaît et en mesure toute l'importance. Aussi, sur ce point décisif, la contagion cherche-t-elle à se défendre ; c'est son droit : écoutons-la.

Elle répond cet argument : les résultats d'expériences négatives ne prouvent rien ; une seule épreuve réussie, un seul fait certain, établissent mon empire avec une autorité que ne peuvent ébranler les mille zéros de toutes les autres expériences.

La prétention est grande ; vous n'en pouvez disconvenir. Contre l'infini, l'unité de succès, ou le succès d'unités sont plus qu'une présomption d'erreur : ils ne seraient, d'ailleurs, que des exceptions, que la logique doit rejeter, sans faute ; parce que, comme l'on sait, l'exception trouve toujours sa raison dans une cause qui ne regarde jamais la thèse discutée.

Ici, du reste, l'argument manque entièrement de justesse en soi-même : il ne saurait atteindre le jugement prononcé par la multitude.

En voyant la vaccine, et même la variole, manquer quelquefois leurs effets d'inoculation, nous ne serions pas autorisés, par ces échecs accidentels, à en nier la contagiosité, qui nous est attestée par l'histoire d'une prodigieuse observation, recueillie dans le monde entier, en dehors de toute participation d'épidémie et de toute intention expérimentale : le cas, dans la peste, est diamétralement opposé.

La variole et la vaccine présentent une lésion extérieure spéciale et constante, sécrétant un virus spécifique, qui reproduit, à son tour, la lésion d'où il vient, laquelle constitue primitivement toute la maladie. La peste est privée de tous ces avantages ; de telle sorte que pour lui accorder la contagion, il faudrait lui reconnaître, *par supposition forcée*, une effluve mystérieuse, émise par toute l'économie malade, résultant de la combinaison ou de la fermentation de toute une anatomie pathologique, négativement contagieuse ; et reproduisant une entité variable dans ses signes extérieurs. Mais cette chose-là ne serait ni un contage, ni une contagion ; pas plus que tous les vices réunis chez le même individu ne constitueraient la perfection de la morale humaine ; ou que tous les *non* additionnés ne vaudraient une affirmation française.

La variole, avec sa lésion constante et son virus spécifique, contagieux et inoculable dans toutes les conditions, n'a jamais donné lieu, *contagionnellement*, à aucune épidémie : nous dirons un jour de quelle complication son inoculation peut être capable. Comment la peste, avec un avoir en tout contraire, pourrait-elle être transmissible et mère d'épidémies ?

La variole, toujours contagieuse individuellement, s'inocule avec un succès semblable dans l'épidémie et hors de cette influence. Les faits négatifs d'essais de transmission de la peste ont toujours été obtenus, au contraire, au milieu même de l'épidémie, qui aurait pu substituer son action à l'inanité de l'expérience : le cas est frappant.

La communication, supposée réussie, immensément rare, comme je vous l'ai dit, inaccessible à toute autre preuve que l'hypothèse, ne s'est de même toujours montrée que dans le cours d'une épidémie. Cette circonstance dénature la valeur qu'on voudrait donner à ces faits ; car l'épidémie les réclame et a le droit de se les attribuer, comme étant l'effet naturel de son influence, à laquelle rendent hommage des contagionnistes dont le nom fera sur vos esprits plus d'impression que mon meilleur argument.

Vous n'êtes plus étonnés de l'intérêt de la peste à prouver directement sa contagiosité ; car si cette épreuve lui est défavorable, elle tombe incontinent dans nos bras, dans les bras de la spontanéité, d'où elle sort à peine, et où l'avaient précipitée le retrait d'une origine éloignée et les difficultés d'un parcours humainement inexplicable. Ce résultat, fâcheux pour elle, ne serait pas heureux pour nous, dans ce moment ; car nous serions contraint de renoncer aux belles choses que nous avons à dire pour sortir agréablement de cette discussion, triste comme l'enterrement de la pauvre cosaquesse du Don.

Mais il faut retenir que la contagion expérimentale de la peste ne pourrait être démontrée utilement que loin de l'épidémie. Le typhus d'Orient et les autres infectieuses, doivent même faire leurs preuves au dehors et à distance des pays où chacune d'elles vit endémiquement, car le hasard pourrait commander à l'endémie de faire le jeu de la contagion : alors, mais alors seulement, une bonne unité, ou des unités peu nombreuses, prouveraient positivement ; mais jusque-là, le débat nous reste ouvert, et ne cesse point de nous être favorable.

CHAPITRE III

IMPUISSANCE DE LA CONTAGION MÉDIATE.

La fiancée du Cosaque du Don succombe donc aux fureurs de la peste avant d'être malade ; et sème l'épidémie dans son village, que la chronique ne nomme point, sans que la virginité de son corps fut souillée d'aucune estampille de mal. Le fléau fut terrible, comme son début ; mais, enfin, il mourut lui-même, et ne put s'étendre : il s'éteignit honteusement sur place, exactement comme aurait fait une de ces maladies vulgaires pour lesquelles on ne réclama jamais la contagion de l'épidémie, ni la maternité d'un contage étranger ou indigène.

Mais, à ce moment, les morts, les malades mourants, les malades flottants, les malades réchappés, avaient jeté au dehors tant de matières contagieuses de toute sorte, qu'on les aurait coupées dans l'air, comme du beurre frais ; qu'on les aurait labourées sur le sol, comme une terre poudreuse ; qu'on les aurait secouées des vêtements, comme la poussière d'une tempête dans un désert de sable tamisé. C'est alors, au milieu de sa plus immense puissance, que l'épidémie faiblit et meurt ; c'est au milieu de monceaux de contagion que la contagion expire !

Décliner et finir ainsi n'est pas l'usage des choses naturelles que nous voyons se dérouler sous nos yeux, et dont nous comprenons la marche ou les phénomènes. Mourir de faim au sein de la plus grande abondance, et des excitations les plus irrésistibles à l'appétit ; et le faire volontairement, sans raison sans motif, sans nécessité, cela ne se voit que dans l'ancienne contagion. Ce mystère ne s'explique point ; il n'est pas plus compréhensible que la fureur initiale de l'épidémie : et la contagion ne doit avoir de mystère ni pour ceux qui l'interrogent, ni pour ceux qui ont intérêt à la défendre.

Cependant, l'air, chargé de ces corpuscules contagieux, aurait transporté, dans l'agitation de ses vagues, l'épidémie jusqu'au-delà des confins de l'univers.

Fatalement, l'épidémie devait rapidement se montrer universelle, comme l'air qui nous enveloppe et que nous respirons ; fatalement, elle eût dû être envahissante, et devenir générale, comme l'atmosphère dans laquelle nous nous mouvons. L'épidémie n'étant ni générale ni universelle, la contagion se trouve convaincue d'impuissance et de mensonge : de qui donc a-t-elle usurpé les droits et l'autorité ? Jugez ; et rendez à César ce qui appartient à César : ce sera justice, et c'est nécessaire.

Les fuyards, de leur côté, emporteraient avec eux ce contage, qui coulerait de leurs habits et de leurs paquets, comme de l'eau dans un orage ; et en inonderaient, à leur tour, les pays du voisinage, craintivement hospitaliers ; et auxquels leur venue apporterait aussi fatalement l'épidémie, que d'autres fugitifs propageraient enfin jusqu'au-delà du bout du monde, partout épeuré du fantôme chimérique de la contagion voyageuse.

Malheureux partout, l'habitant découragé, qui rentrerait dans la terre d'où il a fui, y rapporterait le fléau universel et toujours contagieux ; ou y rencontrerait encore le contage en couche épaisse sur le sol, pendu aux branches de son jardin, attaché au duvet des murailles et aux toiles d'araignée ; dans sa chaise, dans sa ruelle, dans son lit, dans sa tabatière, n'attendant que son retour pour se précipiter sur lui, et réveiller l'épidémie, repentante de sa clémence involontaire, et honteuse de sa défaite inconcevable. Ainsi le veut la contagion, si elle est vraie : une première épidémie de chaque fléau devient, sans entr'acte, une épidémie universelle, permanente et simultanément multiple, qui, se suppléant sur chaque individu, a, depuis des siècles déjà, détruit tout ce qu'il y avait d'hommes vivants sur la terre des deux mondes : encore une fois, la logique et la contagion le veulent ainsi : il est écrit dans un des plus grands livres de l'époque que la peste suit toujours *les pas de l'homme.*

C'est alors que la science est venue au secours de la contagion, dont vous voyez la tristesse et l'embarras ; *Les ailes de l'air*, qui jusque-là avaient été les messagères de la contagion, perdirent ce privilège ; mais elles protestèrent et dirent : « pensez-y ; si vous nous retirez le transport et l'ensemencement de l'épidémie, vous renoncez à la contagion et vous la rayez de la croyance de tout un long passé. Déjà, précédemment, la théorie n'a pu indiquer la porte cutanée du contage de contact enfermé dans le châle du cosaque du Don ; ni suivre cet atome épidémique dans son voyage difficile et périlleux ; ni raconter ses aventures dans ses diverses étapes à travers le chaste corps de la cosaquesse ; ni nommer le lieu de son arrivée. *Les infectieuses*, vous le savez, ne sont pas inoculables ; la question du passage a arrêté court la contagion, qui ne pourra plus penétrer désormais que sa géographie à la main. Si le secours de l'air lui est refusé, c'en est fait d'elle ; et la spontanéité devient la nécessité la mieux démontrée.

« Comment empêcherez-vous l'air, où, sous le nom d'impuretés, se trouve de tout ce qui vague à la surface du sol, de contenir du contage, de l'emporter de tous côtés, et d'être bientôt et successivement contagieux dans toute son étendue, si vous soutenez la contagion médiate ? Et s'il ne faut à la transmission que le contact éloigné, comment le mal épidémique ne serait-il pas rapidement généralisé dans toutes les parties de l'atmosphère humaine ?

« Par où ferez-vous passer le contage du malade au bien portant qui n'a touché le premier ni corporellement ni par intermédiaire ? et pourquoi, si le contage peut faire un saut d'un individu à un autre ; d'un malade à un vêtement sain ; pourquoi, s'il fait un pas, le vent, le surprenant dans ce premier mouvement, naturel ou acrobatique, ne pourrait-il pas le charger *sur ses ailes*, et l'emporter d'emblée, ou de proche en proche jusqu'aux dernières frontières de cet univers ? Qui l'empêcherait ?

« Vous sembleriez vouloir oublier que la contagion est représentée par une substance incontestablement matérielle, et, par conséquent, pondérable et mobile, que rendent abondamment libre chaque malade isolé, et toutes les victimes d'une épidémie. Contage abondant, pondérable, libre et mobile ! Et vous voudriez qu'il ne s'en trouvât point dans l'atmosphère ; que l'air ne le transportât point, ou que, dans l'air, il ne fût pas contagieux ? Une telle prétention, contraire à tout ce que l'on sait, ne s'écrit point, si la preuve la plus sévère ne l'accompagne : songez-y ; la plus légère épidémie, un seul malade, remplissent l'atmosphère de matières contagieuses, ou la contagion à distance n'est qu'un affreux mensonge. L'air contagieux change bientôt le monde en une solitude déserte : c'est une conséquence fatale que vous ne pouvez écarter. Sans contredit, vous vous trouvez pris entre les termes inextensibles de cette inexorable alternative : contages dans l'air, et destruction rapide de l'humanité ; ou permanence de l'espèce, et destruction instantanée de la contagion médiate ; mais il ne vous est pas permis de refuser *aux ailes de l'air* le colportage des agents matériels de la contagion, sans faire prendre au monde entier le deuil des épidémies par lesquelles il a l'habitude d'être décimé.

« Dans une histoire charmante de pyramides d'Egypte, de graines de trois mille ans, de chrysalides de Réaumur, de momies, et de noyaux de cerise, dont il vous sera certainement parlé quelque jour, il est donné, comme preuve du refus de l'air de prêter ses ailes pour le transport des contages, le fait suivant, qui est peut-être apocryphe, mais qu'il ne nous est pas opportun de contrôler. Au pied de la ville de Gibraltar existe une promenade, de laquelle il serait facile de s'entretenir avec les habitants de la cité, alors atteinte de fièvre jaune. L'auteur (1) affirme que jamais, malgré le calme de l'atmosphère, ou la direction favorable du vent, l'épidémie n'est descendue dans cette promenade bienheureuse, appelée, *lieu de refuge*, à cause de cette immunité constante ; et il conclut que l'air ne transporte ni les principes virulents ni les contages infectieux. Mais à cette assertion, fort arbitraire, il est trop facile d'opposer une affirmation contraire et légitime. Le contage est une matière, et il est libre ; donc il est dans l'air, et en suit tous les mouvements : la négation serait absurde. Donc, en temps d'épidémie, les contages descendent de la ville sur la promenade *du refuge*, comme une cataracte du Nil ; et lorsque la girouette favorise cette descente, c'est une chute du Nicaragua qui se produit : si la contagion ne s'abat pas en

____

(1) Trousseau, cliniques.

même temps sur le refuge, c'est donc, *nécessairement*, que les contages ne sont pas contagieux.

« Cessez donc de nous refuser le transport des contages, et cherchez ailleurs l'explication de la salubrité inexpugnable du refuge de Gibraltar ; vous vous attireriez toujours cette réponse, juste et accablante ; et toujours prête à recevoir les amplifications malignes que s'empresseraient d'y introduire des transfuges impatients de faire leur cour à la spontanéité : vous chasseriez ainsi chaque jour davantage, de l'ancienne théorie, les vieux croyants qu'y retient encore la contagion aérienne.

« Tâchez de faire concorder nos prétentions et la vie humaine ; et rendez-nous nos vieilles fonctions. »

Ainsi, c'est bien plus le danger de la destruction de l'espèce humaine par les épidémies, rendues universelles et inextinguibles par la mobilité des contages, qui a fait supprimer les voyages aériens de ces matières de si mauvaise réputation, que la pensée des difficultés de leur passage dans le corps vivant, quoique la théorie se fût préoccupée aussi de cette question essentielle, et en eût présenté une solution fort ingénieuse, et très-agréable aux esprits qui avaient voulu y croire.

La peau ni les muqueuses, dans leur état d'intégrité, ne présentent de portes ouvertes aux contages ; et l'on sait que des virus ont pu être étalés et séjourner à la surface extérieure du tégument, sans donner signe de leur présence, sans produire les effets ordinaires de l'inoculation. Cette dernière notion ne trouvera de contradicteur ni dans le public, ni dans la médecine. Si vous y réfléchissez bien, elle est la démonstration la plus absolue de la fausseté de la contagion médiate, qui se borne à porter au simple contact, des poussières que rien ne retient et ne fixe sur la peau, alors que le virus étalé se trouve, après l'inoculation, dans les conditions les plus favorables ; et qu'il jouirait excellemment, en outre, des avantages de la théorie qui va suivre. N'oubliez pas ce fait incontesté, auquel nous reviendrons sans doute.

Et si, néanmoins, il restait quelque doute dans votre esprit, demandez à l'homme de l'art chargé de préserver vos bébés, dont les cris vous déchirent le cœur, des atteintes et des stigmates de la petite-vérole, de se contenter d'enduire d'une couche de vaccin la peau intacte de leurs petits bras ; il vous répondra : c'est impossible ; ça ne prendrait pas. Si l'on avait fait la même prière à l'inoculateur du Berkeley (1), aux derniers jours du siècle passé, avant et après la vaccine, il aurait répondu exactement les mêmes mots ; et, toutefois, le premier, qui connaît depuis longtemps les revendications de la spontanéité, est resté contagionniste, sans croire commettre une contradiction de théorie et de logique.

· Concluez de cette réponse unanime, consacrant la nécessité de l'insinuation des virus dans la peau, qu'il n'est pas d'autre procédé de contagion que l'inoculation effective ; et, retournant en arrière, que les contages qui entourent l'homme, sont, en effet, impuissants sur lui, puisqu'ils ne peuvent s'inoculer eux-mêmes : d'où il vous sera facile de déduire encore cette conséquence, qu'il est superlativement inutile de les faire venir de si loin.

Cependant, puisque des épidémies si diverses et si nombreuses sillonnent incessamment le monde, il semble que la nature, obligée de les prévoir, aurait dû faire, par destination expresse, à la peau de l'homme et des animaux, et à travers les parties molles sous-jacentes, des routes anatomiques, faciles à parcourir et à constater. Mais ces canaux manquant, il est permis de douter de la prédestination du passage des virus, et des autres contages, s'il y en a, qui, par conséquent ont dû être secourus dans ces Thermopyles plates, sur lesquelles la contagion aérienne serait morte sans gloire et sans honneur.

Les corpuscules moléculaires qui nagent dans leurs liquides organiques, dans l'eau ou dans d'autres véhicules, sont agités, sur la plaque du microscope, d'un mouvement incessant de va-et-vient, qu'on a appelé *mouvement brownien,* du nom du savant qui découvrit ce phénomème, dont il tira des inductions plus justes, et non moins importantes que les applications qu'on en voulut faire depuis. Ces infiniment

---

(1) Jenner.

petites granulations se rencontrant partout dans l'organisme,
la théorie a imaginé que celles de la contagion trouveraient
dans cette agitation perpétuelle, l'occasion et le moyen de se
fixer sur la peau, et de la traverser, ainsi qu'un taraud automatique suspendu au-dessus, et hors du contact de l'épiderme,
ferait cependant son trou, et s'enfoncerait dans les chairs.

Mais ce n'est que dans un liquide que s'exerce le mouvement
brownien ; et l'air ne transporte que des corpuscules secs,
ou à peu près désséchés par lui : ils sont donc privés de
mouvement, et périssent misérablement, comme des pois-
sons dans la poussière : il était donc plus avantageux, en
effet, pour ceux de la contagion de ne point voyager *sur les
ailes de l'air*, et l'on fit bien de les leur supprimer.

Remarquez bien encore que les granules microscopiques
nagent horizontalement, dans leur mouvement brownien, entre
deux eaux ; et qu'ils ne cherchent point à se précipiter : c'est absolument une tête branlante de magot de la Chine. La granu-
lation contagieuse ne se fixe donc point, si elle nage; et si le
liquide lui manque, elle reste immobile et inerte : en aucun
cas, elle ne passe.

Des matières contagieuses abondent, dès le début, dans le
champ de toute épidémie, si c'est de la contagion que l'épidémie sort : chez tout le monde, la peau est couverte de contage, l'épidémie durant. Cependant les condamnés ne sont pas
saisis tous à la fois ; et les écarts comprennent toutes les dates
enfermées entre la naissance et la mort du fléau, qui épargne
toujours l'immense majorité des individus ; d'où il arriverait
que tandis que des contages exécutent pendant de très longs
jours, et le plus souvent sans succès, leur mouvement
brownien sur des peaux inconscientes ; d'autres, au contraire,
ont très-courtement opéré leur passage : une si grande
différence dans la conduite des contages n'est pas admissible;
et la spontanéité est une nécessité. — Si les commençaux
d'une épidémie pouvaient soupçonner le danger effroyable
dont les menacent des brins imperceptibles et douteux, ils se
jetteraient dans l'eau, comme les pestiférés du Thucydide (1) ;
ou même dans les flammes prophylactiques d'un bûcher

____

(1) Voy. l'*Age et l'origine*.....

encore plus rouge et plus vaste que celui où on brûla en effigie la peste d'Astrakhan (1).

La physiologie animale ni la mécanique ne comprennent donc pas mieux que la simple raison, la pénétration de ces matières, toujours traquées, d'ailleurs, par le frottement des habits, le mouvement, l'agitation du travail, et les soins hygiéniques, volontaires ou ignorés, qui, à un degré quelconque, se pratiquent partout : *le savon de Marseille et l'éponge populaire* ne laisseraient aucun répit à ces automates de la pathologie métaphysique.

Les muqueuses, il est vrai, opposeraient moins de difficultés à ce passage, quoiqu'il semble que les contages dussent être pris et enchevêtrés dans les cils de ces membranes, toujours agités comme les tendres herbes par le mistral des côtes de Provence. Et, en effet, on trouve, dans les poumons, du charbon, de la silice.... ; mais il vous semblera, sans doute, que la comparaison est quelque peu violentée. Le charbon, les corps durs, par leur poids, leurs aspérités, leur résistance, se fixent et passent, poussés en avant par la contraction organique des fonctions, comme progresse l'aiguille, qui, entrée par le doigt, ressort en pleine cuisse. Mais des contages, sans armes et sans consistance, dansant le mouvement brownien dans le mouvement vibratile, quelle différence ! La comparaison à elle seule, est une défense de passer : on ne passe pas ; car la spontanéité est une nécessité.

On observe cependant de la variole, de la rougeole et de la scarlatine sur les muqueuses ; mais ces éruptions nous appartiennent : la contagion n'y a aucune part. Les muqueuses sont des membranes dont la surface est libre, comme celle de l'enveloppe extérieure, avec laquelle elles se continuent sans interruption. Tout ce qui se rapporte à la peau, leur est applicable, dans la contagion ; elles sont malades simultanément avec la peau, dans les virulentes ; et elles le sont au même titre et sous la même influence. Les virus ne peuvent y pénétrer sans y être arrêtés par l'inoculation obligatoire, et celle-ci, fût-elle supposée possible et multiple, ne présenterait jamais cette abondance d'éruption que l'on rencontre parfois

---

(1) Voy. plus loin.

sur ces membranes. Nous appliquons donc aux muqueuses tous nos arguments et tous les principes de notre doctrine ; mais, par une juste réciprocité, nous accueillerons également au profit de la contagion, tout ce que ses théories pourront trouver de favorable dans les éruptions du tégument interne.

Nous retenons, comme nous appartenant, les éruptions parues sur les muqueuses, toujours concomitantes avec la maladie entanée, parce que la contagion ne voyage pas ; parce que la contagion médiate est pleine d'impuissance; parce que la contagion n'a pas d'autre moyen de s'introduire que l'inoculation ; et, enfin, parce que l'inoculation automatique, si elle était possible, serait restreinte et ne pourrait avoir que de rares fruits.

Du reste, le contact aérien, qui peut se comprendre pour les muqueuses voisines de leurs orifices, rencontrerait, plus loin, des difficultés dont la résistance ferait opposition à une action abondamment éruptive. Songez, d'ailleurs, qu'une partie des contages gagneraient nécessairement les voies digestives, où ils seraient détruits par la fonction naturelle, qui exerce son pouvoir sur des matières bien plus réfractaires et infiniment plus dangereuses. Et si la digestion les épargnait, l'inoculation forcée les retiendrait, au milieu des désordres gastriques les plus sérieux, qui, au contraire, n'ont jamais été observés, pour la picote, du moins : or, si je ne l'ai pas dit, vous avez longuement compris que la théorie professe que sans pénétration, il n'y a point de contagion ; alors qu'il est constant que le tégument fixe les contages par l'inoculation qu'il leur impose.

Quoi qu'il en soit, les ailes de l'air étant refusées au transport des contages, il ne resterait plus au typhus d'Orient, pour exercer sa contagion, que les hardes et les marchandises pestiférées par la chute accidentelle de parcelles contagieuses; encore faut-il remarquer que cette pluie malfaisante ne serait tombée qu'en traversant l'air, sur ses ailes toujours indispensables ; d'où elle aurait encore dû sauter sur l'individu, sans cesse plongé dans l'atmosphère.

Quant aux hardes directement souillées, il serait nécessaire de prouver, au moins une fois, qu'un sujet, le plus misérable, a pu surmonter la terreur qu'inspire la peste, et couvrir ou entourer son corps de vêtements infectés d'épidémie, sans les avoir purifiés, au préalable, par la chimie, l'eau ou le temps. Le cas des effets et des marchandises ramènerait, d'ailleurs, au contact direct, à l'incubation, aux épreuves négatives, et aux questions posées : comment faites-vous pénétrer les contages à travers la peau ? où vont-ils ? que font-ils ? — Il n'y a d'ailleurs que les virulentes que l'on puisse inoculer.

Les contages rendus libres dans une épidémie, ou autour d'un malade, se trouveraient donc en abondance dans l'air ambiant, et en subiraient tous les caprices. Je suis loin de prétendre que toutes ces matières réputées contagieuses, et tombées dans l'atmosphère, viendraient s'échouer sur les parties nues que leur présente la surface de l'homme, sur lesquelles, du reste, *le savon de Marseille et l'éponge de l'hygiène* les empêcheraient de stationner et de prendre racine. Les vêtements et les êtres vivants ou inanimés qui nous entourent en fixeraient, au contraire, la meilleure partie, et les retiendraient jusqu'à leur entière destruction. Mais l'air en apporterait au contact réel des individus présents et des sujets éloignés, qu'il soumettrait à leur influence maligne, si la contagion à distance était vraie ; il en précipiterait aussi de grandes masses dans leurs poumons : on pourrait si peu opposer une objection raisonnable à cette dernière évidence, que les voies respiratoires sont regardées, sans exception, dans l'ancienne théorie, comme la seule porte des contages, ou, au moins, comme l'entrée essentielle de ces agents, et comme la voie presque unique de la transmission des maladies épidémiques : or la respiration, c'est bien encore l'atmosphère·

Quel sera le sort de ces contages engloutis dans le fond des poumons ? La question est intéressante ; elle vous sera exposée plus loin ; et plus tard encore, lorsque nous la reprendrons dans une autre de nos preuves, ou dans l'*Histoire Générale des virus*, vous serez forcés de reconnaître que la solution qu'elle reçoit légitimement est la défaite entière de la contagion à distance, et le triomphe définitif de la spontanéité. Mais il est indispensable de restituer *aux ailes de l'air* leurs antiques fonctions de porteuses et de dispensatrices des contages ; la théorie, réduite au contact immédiat, serait d'une trop grande insuffisance pour entretenir l'épidémie et la

contagion, qui chômeraient bientôt et cesseraient de vivre,
ne laissant plus dans le monde que l'inoculation effective et
ses méfaits connus. L'air, d'ailleurs, procure à la contagion
les faveurs du contact direct et le gouffre des voies aériennes.
Il est vrai qu'en retour, il est tenu de généraliser rapidement
l'épidémie, et de la rendre universelle et permanente ; c'est
un inconvénient fort grave, on ne peut le nier. Mais partout
où il se trouve des maladies contagieuses, il y a des contages
dans l'air ; et si l'épidémie, par bonheur, n'est ni universelle,
ni incessante, ce n'est pas l'air qui refuse ses ailes, c'est la
contagion à distance, qui n'est pas contagieuse ; et la spontanéité, qui est une nécessité. Et sur ce dernier mot, méditez,
je vous prie, ces paroles étonnantes, du rapport de l'année
1869 sur les maladies régnantes, dû, comme l'on sait, à une
plume savante et expérimentée. « Le germe contagieux de la
scarlatine est à Paris comme à Londres ; mais à Paris, *il
manque, à ce moment, de cette influence épidémique, sans
laquelle la contagion se réduit à des proportions très res-
treintes.* » Cet aveu spontané de l'impuissance du contagionnisme, qui fut public, et ne souleva aucune protestation, a
pour nous une importance extrême ; car il vous sera facile d'y
découvrir, une double pensée, réduisant *à presque rien*
l'action épidémique de la contagion ; et transportant *presque
tout*, dans les épidémies, aux effets de la constitution atmosphérique et de la spontanéité.

CHAPITRE IV

TRANSPORT PAR L'HOMME.

On donne en faveur de la contagion épidémique, une autre
raison, voisine de celle que nous venons de discuter, et aussi
de cette autre encore qui attache la peste *aux pas de
l'homme.* « *Une épidémie*, est-il dit, *ne se déclare jamais en
moins de temps qu'il n'en faut à l'homme pour venir d'un
foyer contagieux dans la population nouvellement envahie.*»
Vous remarquerez d'abord que cette proposition n'est qu'une

simple assertion, dépourvue de tout caractère probant ; et qu'en effet, le transport aérien est sacrifié à l'intermédiaire de l'homme. Mais il n'est pas indiqué comment s'y prend ce courrier de la contagion pour porter le contage dont il est chargé, pour l'utiliser, et pour établir l'épidémie. On parle encore moins du procédé suivi par le contage transporté, pour passer d'un cholérique, par exemple, au messager ; et de celui-ci aux habitants lointains, empestés par ce traître innocent, piéton, cavalier ou phaéton : il semble qu'à moins d'un miracle transcendant, ce double passage a dû traverser l'atmosphère, dont les ailes, récupérant ainsi leurs vieilles prérogatives, supprimeraient aussitôt le porteur humain, en se moquant épidémiquement de lui. Toutes ces circonstances, tout ce qu'il vous serait essentiel de savoir sur ce transport, est soigneusement tenu caché, et pour cause, dans l'obscurité la plus noire. Observez ensuite que si la girouette avait sa pointe vers le foyer d'où vient l'homme émissaire, le contage, sur les ailes obligées de l'air, courrait plus vite et arriverait plus tôt que le véhicule humain.

Mais encore cet argument porte en lui-même sa propre réfutation ; car, d'un foyer épidémique, ou seulement contagieux, il part, à toute heure, des voyageurs divers, se dirigeant sur tous les points de l'horizon, et ne laissant, néanmoins, le fléau nulle autre part que là où le hasard et l'homme contagieux sont arrivés en même temps. Si vous supposez une épidémie à Paris, et que vous lui fassiez application de la formule précédente, vous êtes aussitôt dans l'impossibilité de calculer le nombre d'épidémies, filles et mères, incessamment semées partout ; et, plus encore, de compter les morts qu'elles feraient, s'il était possible que quelqu'une d'elles ne vous ôtat le loisir de vous livrer à cette arithmétique de cimetière.

Si la contagion ne voyage pas à travers l'air ; si les expériences de transmission restent sourdes à toutes les amorces, même à celle de l'inoculation, sauf chez les seules virulentes ; si la contagion médiate n'a aucune manière connue de prouver sa réalité ; s'il est possible qu'on puisse mourir d'épidémie avant d'en présenter aucune lésion anatomique ; si, enfin, l'épidémie meurt sur place, il est bien évident que la contagion épidémique est une erreur, et que la spontanéité est une nécessité.

Il n'est pas moins évident et nécessaire que l'épidémie, que ni l'air, ni l'homme ne peuvent transmettre, est, par conséquent, un phénomène de lieu, un évènement local, étendu à une superficie quelconque de sol, qui peut avoir lui-même une part manifeste d'influence dans sa production, mais qui n'en est pas, non plus, la cause unique, car le sol est toujours respectivement le même; et l'épidemie n'est qu'un accident passager. Mais le sol ne voyage guère; l'épidémie qu'il porte, et dont il est un des fauteurs, ne saurait donc marcher beaucoup : c'est ainsi que j'ai pu dire, dans l'*Age et l'Origine de la variole dans le monde*, qu'on déplacerait plutôt une montagne que l'épidémie la plus mignonne ou la plus furieuse. C'est aussi de cette sorte que si vous suivez, dans les papiers publics, les discussions savantes qui intéressent votre santé et votre vie, vous avez pu voir, ces jours passés, que, de l'aveu, déjà ancien, de médecins contagionnistes, investis de missions officielles, le choléra-morbus n'a jamais voyagé avec ceux qu'il devait accompagner, et que la contagion en eût dû faire porteurs.

Ceux que l'influence épidémique avait touchés avant le départ pâtissaient seuls en chemin, comme il arriva dernièrément aux fugitifs de la fièvre jaune ; mais, ni ceux-là, ni les bien portants, ne déposaient le choléra sur la route. Et si vous n'avez pas oublié que la spontanéité n'est que la naissance des contagieuses et des épidémies sans contagion, vous aurez remarqué que le choléra ne sort point du choléra; et que, par conséquent, la spontanéité hante sans déni formel, l'Académie des sciences, pendant le long et paisible somme qu'y fait notre première preuve (1).

Le choléra-morbus, puisque j'en parle, est une épidémique cosmopolite, comme la variole et ses compagnes. Il se complaît dans l'air asiatique des bords du Gange, mais il est, aussi endémique ou sporadique ailleurs; et, sous le nom bizarre de choléra *nostras*, nous le voyons, en effet, assez souvent parmi nous. On dit que ce n'est pas le vrai ; ne de-

____

(1) Acad. Sc.; 10 et 17 avril 1882 ; et 25 sept. 1882, Tholozan ; peste.

mandez pas qu'on vous le prouve. Que lui manque-t-il pour être un choléra de l'Inde ? appelez sur le lieu la constitution atmosphérique, qui le portera, idéalement, sur ses ailes, par dessus la tête de contrées infinies, aux distances où ne pourraient le suivre les ailes mêmes de l'air, et vous aurez le choléra dit *indien*, le choléra épidémique, qui est spontané, n'est point contagieux, et naît sur place.

A quoi donc peuvent servir ces grandes mesures, qui troublent les relations économiques et sociales de tout un monde, si l'épidémie reste fixe à sa place, sur le sol qui a coopéré à sa naissance.

Arrêter dans des cordons et des quarantaines une épidémie qui a fait son siège, qui s'est abattue dans un quartier de pays, là n'est pas le difficile, vraiment. La difficulté serait, au contraire, de faire marcher une épidémie établie ; une difficulté non moins grande consisterait encore à empêcher une épidémie de venir, ou de ne pas venir ; de se fixer, de partir, ou de demeurer le temps qu'il lui plaît. La contagion ne peut rien dans ces grandes questions ; elle y est neutre et indifférente, comme l'eunuque dans les évolutions de la population humaine.

CHAPITRE V

ACTUALITÉS EPIDÉMIOLOGIQUES.

S'il nous était permis de sortir encore de la peste noire, les épidémies de fièvre typhoïde qui viennent d'affliger quelques villes françaises nous offriraient un large champ d'argumentation. Eh ! pourquoi hésiterions-nous à nous laisser tenter par cette triste et utile occasion ? Si nous ne sommes pas sans cesse dans le typhus d'Orient, nous ne sortons jamais de la NÉCESSITÉ, et nous restons toujours dans notre sujet.

La typhoïde est une endémique. En tout temps, et tous les ans, vous en observerez des cas disséminés dans les grandes populations ; partout, elle s'immole des victimes ; ses morts et ses malades sont toujours assez nombreux pour que la contagion en pût faire sortir une épidémie : ce serait même pour elle une indispensable obligation. La typhoïde, ses causes, ses émanations, sa contagion, si elle existe, sont toujours et annuellement présentes : pourquoi n'y a-t-il pas toujours, et tous les ans, une épidémie typhoïque? Comment la contagion, avec ses agents matériels, répandus dans l'air, ne trouve-t-elle pas l'occasion d'introniser des épidémies permanentes ou annuelles? Les causes persistent; les lieux ne changent point; les habitants sont de même espèce : pourquoi des conditions génératrices semblables ne produisent-elles pas les mêmes effets, si la contagion est vraie? L'*encombrement !...* dit-on ; mais l'encombrement, l'acclimatation citadine, ne sont pas la contagion ; et s'ils engendrent la typhoïde, la typhoïde naît donc spontanément : c'est, d'ailleurs, sans succès que l'encombrement avait pareillement existé, cette année, jusque vers la fin de l'automne, où se manifestèrent les épidémies actuelles. Il y a encombrement toujours, souvent ; et l'épidémie n'y correspond point; et l'encombrement manque souvent, bien que l'épidémie se montre et soit meurtrière. L'encombrement est une infraction à l'hygiène ; mais que fait donc là la contagion, et d'où vient l'épidémie ?

La médecine comprenait fort bien que l'observation et le raisonnement rendraient bientôt manifeste l'incapacité typhoïque de l'encombrement et de l'immigration des campagnes dans les centres populeux ; et qu'une autre théorie serait bientôt indispensable. Un médecin célèbre du siècle dernier lui avait déjà indiqué une source analogique, inépuisable et sans cesse renouvelée, de contagion et d'épidémie ; mais il en avait fait usage lui-même, à une autre fin ; enlevant ainsi, par avance, à cette cause, à laquelle on a eu recours, cependant, son rôle typhoïgène, parce qu'en pathogénie épidémique, deux affirmations valent toujours une négation (1).

L'introduction récente de cette cause, vieille comme l'homme, émut profondément la science ; le bruit qu'elle fit

---

(1) Zimmermann. *Traité de l'Expérience,* tome II ; chap. V. « La dyssenterie devient si contagieuse par l'extrême puanteur des excréments que les sujets les plus sains, et même les animaux ne peuvent s'en garantir. »

alors retentit encore à nos oreilles, et m'oblige de vous en parler. Mais mon embarras est extrème, car la matière renfermée dans les lieux les plus secrets, éveille une répugnance infinie ; et la senteur abondante, qui s'en échappe, manque absolument de suavité : j'attendrai donc que vous ayez aspergé votre chambre de chlore, et que vous soyez munis de flacons de sels *français*.

La spontanéité fut fort maltraitée dans les grandes discussions dont la pathogénie nouvelle fut l'occasion ; mais elle en sortit sans blessure, et ne reçut que de superbes invectives, qu'elle pardonna facilement en l'honneur de l'esprit qui les enveloppait : son existence n'en fut aucunement ébranlée, car elle survivra au dernier homme. Elle eut un défenseur courageux et instruit ; mais il était seul, comme son trop humble successeur : il fut vaincu, pendant que ses ennemis théoriques préconisaient notre protégée, et la plaçaient involontairement sur le pinacle, où ne surent la voir ni eux, ni ceux qui les écoutaient : on défend toujours la spontanéité, en l'attaquant. En vous reparlant, plus tard, de ces assemblées mémorables, il me sera facile de vous donner la preuve de ce fait commun, le triomphe de la spontanéité dans les discours de proscription. Je vous montrerai les semences végétales, qui sont des êtres vivants et organisés, sérieusement comparées aux matières contagieuses, parmi lesquelles il ne faut comprendre que les virus, et qui ne sont que des produits pathologiques et morts ; et vous verrez la terre, qui reçoit ces semences; et qui n'est qu'un brin de poussière inerte, assimilée nettement au corps vivant de l'homme et des animaux, dont l'organisation merveilleuse manifeste à chaque instant les attributs et les propriétés de la vie : ces lourdes pierres, lancées à la tête de la spontanéité, rebroussent chemin et viennent s'abattre sur la contagion, qui les lui jette imprudemment : défendre ainsi l'une et molester l'autre, c'est évidemment plaider pour l'opprimée.

Ces comparaisons ne sont pas des allégories, des fictions; elles sont des réalités dans l'esprit de l'auteur : les voici; je les soumets à votre jugement.

Le virus et la graine ont également besoin d'un terrain préparé, qui est, pour l'un, le corps animal; pour l'autre, le corps de la terre. Tant que ces terrains ne sont pas favorablement disposés et préparés, le virus attend, la graine attend. Mais dès que le terrain et sa prédisposition sont trouvés et réunis, la graine germe, le virus aussi. Celui-ci, dans son passage, tout momentané, épuise l'homme, comme la graine épuise la terre par le long séjour du végétal qui sort de son sein.

La comparaison est formelle; mais dans quelles grandes erreurs le feu de la discussion ne l'a-t-il pas poussée? La graine a besoin d'un terrain favorablement préparé? Parcourez le Quai-aux-Fleurs, du Pont-Neuf au Chatelet, et à vos yeux s'offrira le spectacle le plus curieux et le plus éloquent. Vous verrez des oignons baignant leurs pieds chevelus dans l'eau pure; et dont la végétation, d'un vert nouveau-né au collet, s'allonge chaque jour, et à chaque moment se colore visiblement en vert adulte. Un plus grand sujet d'étonnement frappera vos regards : vous verrez des bulbes de toute sorte, entassés sur des planches sèches, et, se moquant de l'oubli où on les laisse, montrer aussi leur petit cône vert, se décomposant bientôt en expansions foliacées, comme leurs compères dont des vases coquets baignent les racines multiples. De terre, point !

Mais ces oignons ne sont pas des graines ; soit. Sans vous étonner de cette réponse, recommencez alors cette vieille expérience. Sur une lame de verre, soigneusement essuyée, mettez de la fleur de soufre, privée, par un lavage répété, de toute trace de principe nourrissant et de substance nuisible ; tenez cette poudre constamment humectée, et confiez-lui une graine quelconque ; et bientôt se renouvelleront, sous vos yeux les merveilles du Quai-aux-Fleurs. Reconnaissez que si du soufre lavé, du sable torréfié et passé à l'eau ; reconnaissez que si ces substances inertes représentent quelque chose, en fait de terrain, dans notre question, elles sont l'image la plus vraie de la terre le plus complètement épuisée : toutes les graines y germent, cependant.

Ainsi, de l'eau, de l'air, de la lumière, un peu de chaleur suffisent à toute germination. Bien plus ! il y a, dans ce fait universel, une autre spontanéité, qui n'est pas un argument pour la nôtre, mais qui lui serait une charmante recommandation, si on savait la raconter.

Ces graines, ces bulbes, ces oignons, qui poussent si crânement dans l'eau claire, se font une robe verte inimitable; ils se bâtissent, pour leurs noces mystérieuses, des boudoirs resplendissants, dont les peintures sont un secret introuvable, dont les couleurs ne figurent sur aucune palette, et dont les aromes embaument l'air des champs et celui de nos demeures.

Des feuilles vertes, des fleurs aux mille couleurs, des fruits variés à l'infini sortant de l'eau, qui ne les renferme point; de l'air, où vous ne sauriez les trouver; de la lumière, où vous ne les voyez point; de la chaleur, qui ne peut les contenir, c'est bien une spontanéité, une merveilleuse spontanéité; car la graine ne contient pas, non plus, ces prodiges, ni les matériaux pour les fabriquer, ni les instruments pour manipuler ces matériaux, ni les organes pour manœuvrer ces instruments : c'est bien une production spontanée; c'est bien une charmante spontanéité !

La seule préparation que demande la terre pour la germination des semences dont on lui confie la maternité, ne consiste donc que dans une goutte d'eau, une bulle d'air, un rayon de lumière; cela ne s'épuise jamais : la terre n'est, pour le savant, qu'un réservoir et un support, indifférent aux mystères de la végétation. Le virus demande moins encore; ou, plutôt, il n'a aucun vœu à former; car toutes ces conditions habitent perpétuellement dans le terrain animal, à moins qu'il ne soit privé de vie. Ne réclamez donc pas pour les virus *un terrain favorablement prédisposé,* ou montrez que l'inoculation de la vaccine, de la variole, de la rage, de ..., ne mord qu'en des moments donnés, correspondant aux saisons végétales; et craignez que vos excès ne vous fassent classer parmi les défenseurs les plus fanatiques de la spontanéité.

Je comprends bien que par l'*épuisement* de la terre, l'éminent orateur n'a voulu parler que des engrais qu'on lui sert, ce qui est un cas fort différent : et si la terre épuisée d'aliments ne donne que des récoltes médiocres, elle ne refuse jamais la germination, pourvu qu'on lui accorde cette goutte d'eau, qui est sa seule exigence, et qui n'a rien de mystérieux que ses métamorphoses sublimes. Mais le terrain animal n'est jamais épuisé; les engrais lui arrivent incessamment, s'il vit; et en aucun temps, ni pour aucune raison, il ne résiste au virus

qu'on insinue sous son épiderme : personne ne l'ignore ;
beaucoup ne le savent que trop. Cessez donc de comparer la
mort et la vie, si vous voulez combattre contre nous ; et
préparez-vous à nous dire ce que sont vos diverses *prédispo-
sitions*, afin que notre prochaine preuve puisse disserter sur
une base fixe et définie.

La terre ne refuse jamais la germination ; mais le virus qui
a passé sur un individu laisse ce sujet abrité contre ses
nouvelles attaques, pour un temps indéterminé : c'est un fait
connu. Cet individu a-t-il perdu une propriété, qu'il ne regret-
tera pas, et qui est *la réceptivité* ; ou en a-t-il gagné une autre,
dont il pourra se réjouir, et qui est *l'immunité* ? Qui le sait
mieux que nous, le dise et l'explique ; mais le terrain animal
est-il épuisé ? D'autres virulentes, viendront s'abattre sur lui,
qui vous répondront, qui l'épuiseront encore, chacune à son
tour ; et la mort, enfin, dans l'impatience que lui cause cette
singulière confusion d'idées, s'écrie : Non ! le corps animal
n'est pas épuisé, tant que je ne l'ai pas touché du bout de
mes os. La comparaison de la terre et de l'homme, des graines
et des virus, est une hardiesse que n'aurait osée aucun
spontanéiste, bien que la spontanéité en eût pu tirer, pour
son usage, tous les arguments que le contagionnisme réunit
faussement contre elle.

Dans ces mêmes discussions, il fut prouvé par un savant
médecin, calculateur imperturbable et dialecticien profond,
que sur cent six observations de typhoïde réunies par lui un
peu dans tous les pays, pendant une période de dix ans, il
s'en trouvait vingt-quatre, un quart, par conséquent, pour
lesquelles l'absence de contagion était absolument démontrée.
Là où manque la contagion, apparaît nécessairement la
spontanéité, quelque soin que l'on prenne d'en cacher la
présence ; et alors se montre cette impossibilité, tant de fois
signalée, de deux causes différentes pour un effet semblable,
que je vous représentais, il n'y a qu'un instant, sous cette
formule, qu'en pathogénie épidémique, deux affirmations
valent une négation ; et qu'on pourrait traduire par cet adage
fameux : *non bis in idem.*

L'orateur dont je parle donne raison à notre doctrine d'une
façon plus directe encore ; car, s'il rejette la spontanéité

ambiante, comme cause de typhoïde, il en crée une autre lui-même, qui ne fait que déplacer la première, la vraie, sans utilité prouvée, sans nécessité visible. Il pense que, dans leur fermentation, les matières fécales, puisqu'enfin il faut en prononcer le nom, pourraient bien, *sous des influences inconnues*, produire *spontanément*, et dégager le *poison* de la fièvre typhoïde, « source ultérieure, qui ajouterait son action infectieuse à celle de la contagion. » Vous le voyez, la spontanéité, formellement nommée, passe de l'homme vivant, chez qui elle ne cesse de se manifester, à ses déjections, dont la putréfaction ne pourrait enfanter, dans ses réactions, qu'un composé chimique, prévu par la science, saisi et analysé par elle, et facilement neutralisé par ses conseils. Remarquez, en outre, que les matières fécales ne fermentent et ne se putréfient pas toujours, comme elles le devraient nécessairement ; et qu'elles ne subissent ces décompositions que dans les accès épidémiques de typhoïde : circonstance trop extraordinaire pour ne pas rendre douteuse la naissance spontanée et l'action inopinée d'un agent épidémique et contingent.

Il faut à la génération du *poison* typhoïgène des influences inconnues, dans lesquelles vous reconnaissez les conditions qui président à l'éclosion de toutes les épidémies ; et que vous n'avez qu'à transporter, de ce lieu, qu'il doit vous tarder de quitter, à l'épidémie elle-même, parce qu'elles ne sont que la constitution ambiante, sans laquelle il doit vous être évident, je suppose, maintenant, qu'aucune épidémie de typhoïde ne saurait se produire.

Il est une remarque importante à faire : c'est que le savant médecin dont nous parlons, n'emploie presque exclusivement dans la genèse des épidémies, que le mot *poison*, comme si les expressions de virus, de germes, de contages..., lui inspiraient autant de répugnance qu'à nous-même d'incrédulité.

En résumé, là où vous voyez les plus grands adversaires de notre doctrine, recourir, comme nous, à la nécessité d'influences inconnues et spéciales, ou d'une constitution atmosphérique particulière, vous vous refuserez à faire intervenir la contagion et l'infection, qui auraient, d'abord, le tort grave d'être doubles ; et d'avoir, ensuite, deux enfants dans la même personne, *le poison typhoïque* : qui, enfin, ne se distinguent entr'elles que par une subtilité spéculative, aussi éloignée de la raison que de la vérité.

Quand la médecine a déclaré qu'elle ne pouvait plus faire sortir l'épidémie de l'endémicité, qui est elle-même une création du lieu, elle a gravement compromis les intérêts de la contagion médiate ; et lorsque, ne pouvant plus puiser dans cette source naturelle ou commode, ni dans aucun autre réservoir, elle a dû recourir *aux influences extérieures*, elle a publiquememement reconnu et adopté la spontanéité, et placé en elle la cause unique de tous les fléaux épidémiques. C'est, en effet, de l'endémie en permanence que la contagion aurait pu tirer le plus naturellement les épidémies de ces jours ; mais les années précédentes, et dans les trois premiers quarts de celle-ci, elle n'avait pas su généraliser la maladie : ce pouvoir lui manqua donc toujours. Aussi, est-ce sans injustice que l'endémie a été privée de ses effets contagieux ; et est-ce avec raison que l'on ne considère plus l'épidémie que comme un évènement fortuit et incertain, dont la science ne sait prévoir ni empêcher le retour : car elle est, en effet, un accident toujours possible, auquel la contagion ne participe point et ne comprend rien ; et dans lequel elle n'a su apprendre que des notions fausses ou erronées, malgré la vétusté vivace des épidémies. A l'épidémie, il faut donc un autre agent de genèse, une autre chose, *des influences incon-nues* : cherchez. Mais convenez que si dans vos moyens prophylactiques et de traitement, vous ne visiez que la con-tagion, ce serait miracle si vous tombiez juste, puisque la contagion, qui est toujours existante, ne faisait point des épidémies les autres années ; et que c'est UNE AUTRE CHOSE, qui n'est pas elle, qui a dû faire celles-ci.

Notez bien que cette situation est absolue, immuable : supprimez *la chose inconnue* dont l'avènement a subitement engendré ces épidémies, et les autres, et vous retombez incontinent dans le passé, dans l'endémie, ou dans la santé. La contagion n'a pas d'autres réponses à nous opposer que ses hypothèses, ses miracles, sa théologie, dont jamais plus vous ne pourrez vous contenter.

On vous proposera sans doute encore de mêler les deux

4.

femelles ; mais vous venez de voir qu'elles sont incompatibles et inconciliables ; et vous n'avez pas oublié les suites homériques de leur tragique querelle. Si, d'ailleurs, la spontanéité se retirait, comme elle est la *chose survenue*, la contagion médiate, toujours pendue à sa jupe, la suivrait aussitôt : point d'épidémie sans spontanéité ; point d'épidémie avec contagion : voilà le cas dans sa plus simple vérité.

Ainsi, vous pouvez choisir l'une des deux rivales ; mais vous n'en pouvez prendre qu'une. La bigamie n'est pas précisément un cas pendable dans le gouvernement de l'épidémie ; mais elle y est formellement interdite. La tolérance, du reste, en serait superflue, comme vous venez de voir : choisissez donc. Prenez la contagion, si vous l'aimez encore, et si vous pouvez faire légitimer votre union avec elle. La spontanéité vous en défie, mais elle ne réclame point ; elle ne vous sollicite pas ; elle reste toujours sereine et fière, tenant dans sa main tendue les dons désintéressés qu'elle destine au monde converti.

Mais elle vous supplie, de toutes les forces de son âme, d'inviter à ces noces, et d'en faire les témoins, tous vos amis et les siens, qui, dans leur retour des villes pestiférées de typhoïde, n'en ont point apporté le fléau au reste de la France et de l'univers. — Des échos descendus des voûtes de l'Académie de Médecine, répètent à toutes les oreilles, que depuis dix ans la typhoïde a doublé ses morts, et la variole quintuplé les siens : bizarre progrès, conquis au collège de la contagion ! La spontanéité, toute humiliée, ne promet que la prophylaxie la plus excellente de la picote et la guérison de la rage ! ô misère ! hélas ! hélas !

Volontiers, je demanderais à notre excellent et vieux Perrault la meilleure et la plus gracieuse de ses fées pour protéger contre les souillures de la contagion, les têtes bouclées, les yeux innocents, les lèvres roses, les mains pures et la candeur de mes jeunes enfants, tous dignes de sa douce bienveillance et des bonnes grâces de ses charmantes filles. Mille fois, je préférerais, pour eux et pour moi, la pathologie saine, propre et personnelle de la spontanéité à la pourriture et aux impuretés de la contagion, qui va puiser le mal qu'elle vous donne chez le phthisique, et le scrofuleux au mal de

roi ; chez l'idiot baveux, et chez l'épileptique idiot ; chez
la fille de joie, et chez le voleur son associé ; chez le soûlard
masculin, et chez la femme qui lave son vin dans la boue du
ruisseau ; chez le cul-de-jatte, et le rongé de toutes les plaies
de la Cour des miracles ; chez... un pis encore que tout cela !
Gardez donc la contagion, si ses ordures vous plaisent ; et si
ses faveurs et ses mystères vous sont encore agréables. Pour
nous, nous servirons la spontanéité ; et, avec elle, la raison,
la vérité, la science, l'art, la pratique, l'hygiène générale et les
intérêts de tous les peuples du monde.

Une influence spéciale et inconnue, qui, par conséquent
n'est pas la contagion, fait donc l'épidémie de la fièvre
typhoïde, comme les autres épidémies : vous aurez beau
vous ensevelir dans une mer de coton antiseptique, vous
serez frappés si vous restez dans le cercle où *cette chose nouvelle* a établi sa résidence ; et si vous n'êtes pas en état de
résister à ses coups. Mais cette influence créatrice de typhoïde
se limite toujours, comme à l'ordinaire, du reste, dans un
rayon très étroit, si on le compare à l'espace infini dans lequel
pourraient l'étendre le contact et la fusion intimes des frontières où elle finit et de celles où elle devrait recommencer :
c'est un fait qui vous est connu, et dont la spontanéité vous a
appris à mesurer l'importance.

L'épidémie typhoïque est donc une maladie fixe, comme
toutes les autres; sa prophylaxie, le meilleur moyen d'échapper
aux atteintes du fléau, est encore la fuite : fuyez donc. Allez
planter vos tentes sur le plateau de Saint-Maur, si salutaire au
soldat menacé d'épidémie de typhoïde, qui vous prêtera sa
maison de campagne, inutile ou surabondante. Gagnez les
coteaux verts des environs de Paris ; allez partout d'où vous
saurez que le fléau est absent : imitez le chirurgien qui, lors
des grandes guerres, bâtit en plein air, pour ses opérés et ses
malades, des maisons de toile ou de planches. Ne craignez point
que la contagion vous suive; vous savez qu'elle n'a pris
aucune part à la naissance de l'épidémie ; elle ne marche
pas, d'ailleurs. Si elle marchait, tout serait rasé derriere elle ;
tout tomberait sous ses pas, et le monde ne serait depuis

longtemps qu'un désert antique. Ne craignez pas non plus
que l'épidémie vous poursuive ou vous accompagne ; elle est
plus prisonnière que vous ; elle est l'esclave de la constitution
metéorique, *de la chose* qui l'a fait naître, qui peut seule vous
frapper, si vous restez dans l'enceinte où elle trône. La
spontanéité ne voyage point; elle vient quand elle veut, et
s'en va quand il lui plaît ; mais elle est fixe à son poste, et ce
n'est que là qu'elle peut vous toucher : c'est là qu'elle
menace à tout moment votre santé, et la vie de vos enfants ;
car, semblable aux monstres de l'antiquité payenne, la
typhoïde se repaît surtout de chair jeune et tendre. Que
feraient les désinfectants les plus vigoureux contre un phénomène de la nature qui s'accomplit sur vos têtes, autour de
vous et parmi vous ? Fuyez-donc jusqu'au-delà des limites
épidémiques, et demeurez dans votre refuge jusqu'à ce que
la chose naturelle, génératrice d'épidémie, se soit redissoute
dans l'océan ambiant, ou ait éteint ses clifoires empestées.

Votre absence diminuera l'encombrement qui est la cause
classique du fléau typhoïque, mais qui n'est point la contagion,
et que n'invoque pas vraiment, la ville de Saintes. Vous
diminuerez également une autre cause, occasionnelle d'abord,
comme la première, et épidémique ensuite ; de date plus
récente, mais ordurière et de mauvaise compagnie, dont on
ne peutparler, je vous en ai prévenus, qu'un flacon de sels à la
main ; qui est sempiternelle, et qui n'agit, cependant, que
lorsqu'il faut expliquer une épidémie par la contagion,
quoiqu'elle ne soit rien moins que contagieuse, ainsi que vous
obligent de le croire son impuissance dans les interrègnes, et
la nécessité *de cette autre chose*, que vous connaissez présentement.

Ne craignez donc que la spontanéité, qui frappe à tort et à
travers, monte, descend, va, vient, retourne et revient, meurt
et revit, pour bien montrer qu'elle n'est pas la contagion,
jusqu'à ce que la constitution atmosphérique cesse et l'emporte, en laissant derrière elle, à perpétuité, des contages infinis
honteux de leur inaction et de leur origine. Ne craignez que
la spontanéité, et soyez rassurés envers la contagion. Ce
langage, qui est la propre parole de la vérité, ne vaut-il pas
mieux que les conseils inconsidérés de la contagion, dont la

seule lecture, troublant vos sens, et terrifiant vos âmes, doit produire sur vous l'effet que faisait sur une couronne échauffée, l'image de son ennemi, collée dans son Water-closet ; et vous jeter ainsi, directement, dans la maladie, en faisant de vous un foyer de vidange épidémique.

Certes, l'hygiène, qui est définie, l'art de conserver la santé et de prolonger la vie, est utile en temps d'épidémie plus encore que dans le calme de l'état sanitaire des cités ; mais la plus simple est suffisante ; vous la connaissez : « le balai, le savon de Marseille et l'éponge marine », en sont les meilleurs agents. Sydenham a déjà dit, pour exprimer l'utilité de l'hygiène, que la crapule et la misère sont les mères des épidémies ; mais ni la crapule, ni la misère, ni les aromates honteux, ni toutes les fautes de l'hygiène ne sont la contagion, qu'il faut toujours mettre à l'écart dans l'épidémie. Et si l'hygiène est un si grand bien dans l'état épidémique, vous comprenez ce que doit être pour les malades, leur amoncellement dans des salles réservées, dont je prie que vous soyez toujours gardés ; et ce que serait, pour vous-mêmes, l'improvisation de ces foyers immenses, débordant par toutes les issues, et inondant toutes les rues, si, heureusement, leur trombe n'était aussi inoffensive que la source isolée de la demeure modeste du pauvre patient.

§ 2.

Une autre actualité, non moins importante, me ramène à la peste d'Orient, et m'y retiendrait désormais, si la *Nécessité* pouvait souffrir de m'y voir fixé sans retour.

Un médecin très-instruit (1), et d'une compétence si notoire que le commissaire français à la peste d'Astrakhan invoque son autorité pour prouver la contagion locale et la source éloignée de cette dernière épidémie, et de la plupart de celles de la même espèce, est l'auteur de cette surprenante nouveauté épidémiologique.

Après douze ans d'étude,—un peu moins de temps que ne nous en coûte la spontanéité—, ce médecin distingué, qui habite l'une

____

(1) M. Tholozan, médecin à la cour du Schah de Perse.

des patries connues du typhus d'Orient, déclare aujourd'hui, dans un travail qui emprunte son extrême gravité autant à la Compagnie de savants à laquelle il l'adresse (1), qu'à son propre nom et au démenti qu'il donne à ses vieilles opinions, que la peste naît et meurt sur place, et ne voyage point. Il ne manque-là que le nom, de la spontanéité, car la chose y est logée avec la liberté et l'aisance les plus parfaites : lisez plutôt.

« M. J. D. Tholozan, après avoir étudié toutes les *éclosions*
» de la peste dans le Kurdestan pendant douze années,
» *rejette la théorie* qui admettait que les différents foyers
» pestilentiels, *procédaient tous par voie de transmission,*
» d'un foyer unique et primitif ; car dans *aucune des épidé-*
» *mies* auxquelles il fait allusion, *la transmission à grande*
» *distance n'a pu être démontrée* ; et tout s'accorde, au
» contraire, *à faire penser qu'aucune contamination de ce*
» *genre n'a eu lieu. Il croit plutôt à l'indépendance de la*
» *plupart des foyers de la peste* observés de nos jours,
» *et au peu de tendance* de la maladie à se propager *au*
» *dehors d'un petit nombre de localités,* ainsi qu'à *la durée*
» *limitée* de ces épidémies, *même* dans leur forme grave. »

Cet extrait, qu'il aurait fallu souligner dans toute son étendue, n'est pas l'œuvre condensée de notre jugement. Il a été tiré d'un journal scientifique (2), peu médical, et contagionniste, comme le sont présentement tous les écrits qu'on lit dans le monde, afin qu'il ne vous fût pas suspect, et qu'il représentât bien à vos yeux la substance concentrée des opinions actuelles de l'auteur, dont il n'était pas possible de vous exposer le mémoire entier, que les plus curieux trouveront, d'ailleurs, dans le bulletin cité de l'Académie des sciences.

Ainsi, après une étude de douze grandes années *sur les éclosions* de la peste classique dans le Kurdestan, étude telle que pouvait la faire M. le docteur Tholozan, l'auteur est conduit à rejeter *la vieille théorie* des foyers pestilentiels procédant tous, par voie de transmission, d'un foyer unique et primitif ; car *la transmission à grande distance* n'a jamais pu

---

(1) Ac. Sc., 25 septembre 82.

(2) La *Revue scientifique*, n° 15 ; septembre 1882.

être démontrée : point donc de relation de foyer à foyer ; point de foyer primitif ; point de contamination de ce genre : que serait-ce que toutes ces négations, si ce n'était la spontanéité et sa nécessité ?

L'indépendance des foyers de la peste d'Orient observés de notre temps — lesquels ne diffèrent point de ceux d'autrefois — ; la tendance de la maladie à la fixité de son séjour dans le petit nombre de localités que lui assigne la constitution atmosphérique ; la durée limitée des épidémies les plus violentes dans le poste fixe où le phénomène naturel les a emprisonnées, et leur mort totale sur la place qui fut le théâtre de leurs atrocités, qu'en pourrait-on penser, si elles n'étaient les attributs de la spontanéité, et la preuve aussi brillante qu'inattendue de son implacable nécessité ?

Mais que pourraient bien être les *éclosions* de la peste ? est-ce un mot vrai ; est-ce une métaphore ? Je me suis arrêté devant cette expression, comme autrefois je le fis devant le verbe *se développer*, que je vous conseille de bien dévisager toutes les fois que vous le rencontrerez dans les papiers de la contagion. Je lui trouvai souvent le masque de la spontanéité (1) ; les *éclosions* couvriraient-elles aussi les traits de ma fille chérie ? On n'éclot que d'un œuf : si telle est l'origine du typhus d'Orient, il doit être classé parmi les ovipares, ce qui n'a pas encore été fait ; et ce que ne sembleraient pas approuver les historiens de la peste de Marseille, qui étaient des hommes fort estimables, quoique la caricature ait voulu en rire. Mais si l'*éclosion* ne sort pas d'un œuf, elle sort nécessairement de la spontanéité, qui salue, et vous prie de juger.

CHAPITRE VI

INCINÉRATION PROPHYLACTIQUE.

Cependant l'épidémie prit fin dans le village du cosaque du Don. Les fugitifs pouvaient se rapatrier sans crainte, puisque la peste d'Orient est un fait local et indépendant de toute

---

(1) Voir l'*Age et l'Origine de la Variole.*

intervention contagieuse. Mais la contagion, qui ne conserve son prestige dans le monde que par le merveilleux dont elle s'entoure, et dont elle sait l'homme avide, même en médecine, surtout en médecine, aurait souffert un grave échec de ce retour indemne dans un foyer encore tout chaud d'infection et de contagion. Elle dut conseiller quelque grande cérémonie qui lui conservât sont lustre et son autorité parmi le genre humain, toujours abusé : elle proposa la purification par le feu.

Mais pouvait-on tout brûler, maisons, sol, meubles, habits, animaux domestiques, et l'air même, dans cette nécropole, où venaient enfin de mourir, dans les bras l'une de l'autre, l'épidémie et la contagion ? Il aurait fallu brûler encore les vêtements de ces incendiaires hygiéniques ; il eût fallu brûler leurs cheveux jusque dans le fond de leurs racines : il aurait même fallu calciner leurs poumons, car un atome de contage échappé au feu, suffisait à une contagion nouvelle, suffisante, à son tour, elle-même, pour une récidive d'épidémie, que la contagion devait infailliblement promener aussitôt dans le monde entier.

Le village du cosaque du Don était, en effet, un réservoir inépuisable de contagion. Le fléau avait promené ses fureurs sur tous les points de cette malheureuse population. L'air, qui se faufile partout, y était plein de contage ; le besoin de secours et d'approvisionnements mêlaient incessamment, et mettaient en communication continuelle, tous les habitants restés au village, et dont l'agitation et le mouvement brassaient sans cesse l'atmosphère en la saturant : êtres vivants et objets inanimés, tout regorge de germes dans le foyer d'une épidémie.

Cependant on n'incinéra que les maisons suspectes, dans le pays du cosaque du Don.

Mais pouvait-il y en avoir d'autres, parmi des habitations contiguës, nageant dans une épidémie qui *n'avait épargné aucun recoin du village ?* — C'est le rapport qui le dit. Et par quelle enseigne se distinguaient les maisons suspectes, de celles qui étaient demeurées saines? sur quel signe distinctif et certain pouvait-on reconnaître, dans une localité frappée d'épidémie, les maisons dangereuses, destinées au feu, de

celles où ni la contagion ni l'infection ne seraient entrées ?
pouvait-il s'en trouver de cette dernière espèce dans le
hameau du cosaque du Don, que l'épidémie venait de quitter
sans en sortir ? Serait-on sûr qu'on ne brûlerait que les maisons contenant de la peste, et qu'on les brûlerait toutes ? une
seule cabine; un trou dans une vieille muraille ou dans la
terre, oublié dans cette combustion préventive, devait infailliblement ressusciter la contagion morte, et l'épidémie décédée.
Suffisait-il qu'un homme fût mort ou eût été malade de la
peste; ou eût vécu bien portant dans une maison, pour qu'elle
fût ou ne fût pas suspecte ?

Dans un lieu d'épidémie, où tout le monde se coudoie;
où chacun agite et respire le même air, il n'est rien qui ne
soit suspect, si quelque chose l'est : aucune demeure ne peut
se flatter de n'avoir reçu, humaine, animale, ou inanimée,
quelque visite qui ne fût point pestiférée. Pouvait-on, d'ailleurs
brûler le sol, cloaque de toutes les immondices contagieuses,
que le choc de la semelle met en fuite, et disperse sur l'individu même ? Et les jardins, et les arbres, et toute la nature,
dans l'enceinte pestiférée ?

Dans la fièvre jaune du Sénégal et celle de la Louisiane,
dont quelques fugitifs, je me plais à en faire de nouveau la
remarque, moururent en chemin de fer, sans porter la contagion nulle part, on ne brûla pas la moindre cabane; et les
expatriés, réintégrés dans leurs demeures, après l'extinction
de l'épidémie, ne furent plus inquiétés ni par la présence ni
par la menace du fléau, bien mort pour cette fois.

Ce grand incendie, capable, sans doute, de redorer l'auréole
légendaire de la contagion; et de ranimer le courage abattu
des cosaques du Don, ne fut, en réalité, vous le voyez, qu'un
sacrifice grandiose, aussi inutile qu'incomplet. Cette immense
purification par le feu, aurait même été, dans l'école du contagionnisme, un danger effrayant pour les autres regnicoles du
district d'Astrakhan, qu'inonda, au-delà des lignes pestiférées,
une multitude d'autres habitants suspects, insaisissables, et
ennemis du feu.

La souris du logis, négligée pendant ce temps de calamité
corporelle et morale, visite tous les coins de nos maisons et
de nos salles à manger; trottine et furette partout, et vient

essuyer ses pieds, ses dents et ses babines dans le linge, les vêtements et les débris, oubliés aussi.

Elle charge son poil de contages, impuissants sur elle ; et, fuyant l'incendie, elle franchit les lignes épidémiques entre les jambes des gardes qui veillent jour et nuit au salut des voisins, incurables de la peur : elle passe.

Le rat d'égoût, le rat de ville, dans ce besoin pressant, s'en va frapper à la porte de son compère des champs, et lui rendre la visite si somptueusement historique qu'il en reçut jadis : et il passe.

Le pierrot, criard et paresseux, vorace et poltron, quitte votre toit, et la fournaise où il brûle ; et s'en va, d'un vol épeuré ou en sautillant sur ses jambes droites et alertes ; secouer ses ailes et piauler dans un pays plus calme, moins chaud et mieux approvisionné.

L'hirondelle amie, qui a bâti son palais de boue à l'angle de la fenêtre où votre proche est mort, s'en va aussi, d'un vol rapide et désolé, chercher un abri chez des gens moins malheureux, et sur des murailles moins chauffées : elle passe.

La mouche immonde, dont la trompe a sucé la sueur du dernier soupir du pestiféré ; qui a promené sur le cadavre chaud et sur le cadavre raidi, l'éponge de ses griffes, et l'a remplie de contage, va vomir ce que sa trompe a sucé, et exprimer ce que ses pieds ont absorbé, sur les mains et la face du garde-barrière, et sur la peau de ceux qu'il protège : elle passe.

Le rossignol de votre jardin, qui enseignait la musique des anges à ses jeunes enfants et aux passereaux d'alentour, emmène ce qu'il peut rassembler de sa nichée, et va s'établir au-delà du cordon, sous une autre fenêtre, parmi les roses et les chèvrefeuilles, qui brosseront sa plume, et que vous cueillerez et flairerez innocemment, comme aux jours non suspects ; dont une autre jeune fille fleurira son corsage, et offrira un bouquet à son fiancé, moins malheureux que le cosaque du Don.

Est-ce tout ? non. Le contrebandier, chez qui le cœur a été vidé de tous les sentiments humains par la fureur du gain et l'audace à le conquérir, fait passer la ligne sanitaire à ses

ballots, farcis de germes, qu'il troque contre de l'argent pur ;
ou introduit des marchandises saines qu'il échange contre de
la monnaie pestiférée.

Le pigeon, casanier, quitte le lit où il a vu égorger tant de
fois sa douce progéniture ; il fuit aussi, et va demander le mil
de l'hospitalité à la première fenêtre saine qui lui ouvre ses
volets.

Le chien qui a conduit son maître à sa dernière demeure, et
est rentré orphelin au logis en deuil, fuit aussi, désespéré,
demandant d'une voix lamentable, et pleine de larmes sup-
pliantes, au premier passant de terre saine, s'il veut être son
tyran, et lui donner le gîte et un morceau du pain qu'il mange
pour l'amitié, la fidélité et le dévouement qu'il lui promet ; il
le conjure de l'adopter ; et ne lui demande, comme scel de ce
traité, auquel il ne manquera jamais, que de lui passer deux
fois sa main caressante sur sa tête et son dos. Si quelque jour
il revoyait quelqu'un de ceux qu'il a aimés au pays incinéré,
le maître nouveau n'aurait à craindre de lui ni trahison ni
palinodie : son cœur est assez vaste pour contenir à la fois
un grand amour et un grand souvenir.

La contagion ne peut-elle passer encore avec d'autres
voyageurs aussi insaisissables ? tout passe ; la contagion seule
ne passe pas : comment ferait-elle pour avoir des épidémies,
si la spontanéité n'était une nécessité ?

Ne riez pas de mes porteurs d'épidémie ; je ne les ai pas
inventés : un corbeau fut accusé dans celle de Marseille, qui,
sous un nom qu'il n'est pas sûr qu'elle ait mérité, désola
affreusement la Provence, en 1720 et en 1721 ; et faisait écrire
alors déjà, ces paroles, sur la transmission de la peste : « Si
« ces communications de la peste étaient aussi faciles qu'elles
« le seraient, supposant les insectes, nulle province, nul
« royaume n'en seraient exempts. Il se trouverait toujours
« *quelques oiseaux voyageurs qui surprendraient la vigi-*
« *lance des gardes*. A quoi servirait dans une ville, à rompre
« tout commerce avec ses voisins, et de se séquestrer dans
« ses maisons ? Pourrait-on fermer l'entrée aux insectes pes-
« tiférés, s'ils sont répandus dans l'air que nous respirons,
« comme on le suppose ? » etc. (1).

____

(1) Deidier ; peste de Marseille, page 63.

CHAPITRE VII

L'ÉPIDÉMIE SERAIT-ELLE DE NATURE VÉNÉNEUSE ?

Mais écoutez encore. On dit : une épidémie vient d'éclater ; et cette expression figurée est d'une vérité magnifique. Mais on ne dit pas : une contagion vient d'éclater, parce que cette locution serait grotesque et ridicule, étant aussi fausse que la première est juste et vraie.

Une contagion n'éclate point ; elle a des préliminaires, vous le savez. Elle est précédée d'inoculation ; elle incube ensuite, dans un espace plus ou moins fixe : c'est sa loi. Puis, elle manifeste ses effets dans une série de phases connues, qu'elle doit parcourir nécessairement : c'est aussi sa loi. Mais une épidémie, dont la cause originelle nous est inconnue et nous est étrangère, arrive, en effet, et éclate, en arrivant ; elle poursuit, sans précurseurs phénoménaux réguliers ; elle brouille les périodes, comme des cartes diaboliques fixant le destin dans les mains d'une gitane ; et se montre violente dès le seuil même, ou le devient dans un moment inattendu de son parcours, sans raison contagieuse ou propre de ces accès de fureur, parce qu'elle n'est point la contagion, toujours précédée d'un contage effectif, opérant à sa façon, suivant sa nature et sa perfection.

L'épidémie n'est pas la contagion ; elle éclate comme une bombe, dont les tessons, dans leur vol anguleux, fracasseraient de tous côtés, auprès et au loin, tous les interessés surpris dans leur chemin. L'épidémie éclate comme ferait la peau de la terre sous la véhémente expansion de vapeurs gigantesques sorties des fournaises intestines où se cuiraient des poisons infernaux ; et qui se précipiteraient dans la liberté, semant, au loin et auprès, la mort vénéneuse ; ainsi que les laves d'un volcan ensevelissent sous leur lit du verre fondu, les cités et les campagnes voisines.

L'épidémie serait-elle, en effet, un poison, un empoisonnement ? non. Les mains lestes et habiles de la chimie auraient, depuis de longs jours, capturé le toxique, qui aurait été contraint de dire son nom pour sortir des cornues où il serait torturé. Mais la chimie cherche toujours ; et moins heureuse que sœur Anne, elle a dû avouer qu'elle ne découvrait point, dans les milieux épidémiques, les causes directes des épidémies. Le fléau, d'ailleurs, serait unanime dans ses effets, car depuis Mithridate, les poisons ne connaissent plus de dompteur ; de nos jours, ils ne respectent aucun sujet de l'espèce humaine : l'expansion de l'un deux, dans l'atmosphère, serait pire, pour l'homme, que l'épidémie la plus inclémente, qui pardonne toujours à infiniment plus de monde qu'elle n'en frappe. L'épidémie vénéneuse ne prendrait fin qu'à l'épuisement de l'agent toxique ou de la victime parquée sous son influence ; tandis que l'épidémie pathologique s'éteint ou baisse dans son apogée, au milieu de sujets innombrables, et parmi des monceaux de son propre contage : l'épidémie n'est pas un poison. Elle n'est pas non plus la contagion : qu'est-elle donc ? La spontanéité n'attend pas la réponse ; elle passe, et vous dit autre chose.

CHAPITRE VIII

LA DOULEUR PESTILENTIELLE.

Dans une épidémie de peste d'Orient, il se passe un phénomène d'une généralité si constante que, d'après tous les observateurs, on n'y rencontre que de très rares exceptions. Il consiste en ceci : tous les individus compris dans le cercle épidémique éprouvent des douleurs d'intensité variable, et parfois très violentes, dans des régions du corps, toujours les mêmes, et prédestinées à en être le siège par leur nature anatomique et ganglionnaire. Nous répétons que cet accident est à peu près général.

Or, si l'épidémie de peste noire avait sa cause dans la transmission, cette douleur si remarquable, serait le signe le plus certain du succès de la contagion : que serait-elle autrement ? Jamais vous ne verrez une contagion commencée, ayant donné des signes manifestes de son action, reculer de son plein gré, et cesser d'être, ou de devenir, au complet, la maladie dont elle est issue.

L'affection annoncée par un des signes physiologiques essentiels de la contagion réussie pourra suivre une marche régulière ou troublée, mais la contagion commencée ne rétrocédera pas volontairement.

Cette douleur, si caractérisée et si caractéristique, est si bien sous la dépendance de l'épidémie qu'elle se fait sentir même dans les cicatrices des pestes précédentes.

Si l'épidémie est un effet direct de la contagion, tout symptôme produit par l'épidémie est lui-même un signe certain de contagion heureuse ; et, alors, tout le monde, ou à peu près, dansle champ de l'épidémie, devrait avoir la peste noire, même ceux qui sont déjà passés par ses mains homicides.

Cependant, dans le typhus d'Orient, la gravité la plus grande est toujours loin d'atteindre ce suprême degré de malheur.

L'épidémie n'admettantpoint d'autre cause que la contagion, la douleur de la peste classique serait un symptôme de contagion : une contagion peut-elle ne pas mordre et produire cependant de violents signes de succès ? or, tout le monde ne prend pas la peste ; et la douleur ganglionnaire s'en va avec l'épidémie, bien que le contage reste dans la proportion la plus considérable, et, par conséquent, la plus menteuse.

CHAPITRE IX

PATHOGÉNIE.

Comment donc expliquez-vous la peste épidémique, me demande-t-on ? La question est indiscrète, convenez-en ; je ne suis pas tenu d'y répondre. Avez-vous jamais interrogé la contagion sur ses agissements aériens, cutanés, ou pulmonaires ? Vous avez dit comme ce confrère académique, qui ne voulut pas être séduit: *nous savons tous.....* Vous savez quoi? que vous croyez, sans la comprendre, à la contagion médiate, plus qu'en votre Dieu, quel qu'il soit. La contagion est pour vous une croyance, une foi, une religion sans révélation et sans divinité, née d'apparences trompeuses dans le cerveau humain, qui lui a fait ses canons, son rituel, sa liturgie, ses mystères et ses sacrements ; et qui ne lui a pas toujours choisi ses prêtres parmi les hommes consacrés à l'art de guérir. Origine défectueuse, sacerdoce parfois étranger : religion fausse ! qui ne vous retient dans son culte que par le nombre infini de ses miracles, auxquels se heurteront fatalement la raison et la science, toutes les fois qu'elles voudront tenter d'y faire pénétrer la discussion au-delà de l'inoculation directe. Pour moi, j'ai promis la preuve de la *spontanéité dans les virulentes et dans les épidémies ;* mon engagement n'est-il pas deux fois rempli ? voilà ce qu'il faut décider ; mais suspendez encore votre sentence ; et écoutez.

Dans les contrées de production, la peste prend naissance dans des causes spéciales, particulières à ces pays. Ces conditions pathogéniques n'étant point la contagion, la question demeure superflue : n'oubliez pas d'ailleurs, qu'elle se trouve résolue à profusion dans les pages précédentes, et dans l'*Age et l'Origine de la variole dans le monde.* Cependant nous ne voulons pas éluder la réponse ; et pour lui donner l'amplitude la plus explicite, nous remettons sous vos yeux, et nous rappelons à votre mémoire, cette étiologie unanimement admise de la peste.

La peste classique, dans ses divers berceaux, naît donc de causes ordinaires, consistant dans la décomposition, la fermentation, la putréfaction de matières organiques, contenues ou amenées dans le sol de ces lieux. On ajoute que l'oubli, volontaire ou forcé, des lois de l'hygiène individuelle et domestique, est une accessoire important dans la genèse du typhus d'Orient.

Mais d'une part, les conditions essentielles et les circonstances adjuvantes sont permanentes dans les contrées à peste ; ou s'y montrent, au moins, à des époques fixes ou irrégulières d'une même année ; tandis que la maladie n'y est ni constante, ni constamment corrélative et concomitante, même à l'état de dissémination endémique.

D'un autre côté, ces mêmes conditions, nécessaires et accessoires , par leur nature banale et commune, se rencontrent ou présentent un peu partout, dans tous les pays du monde ; et, néanmoins, partout ailleurs que dans les contrées à peste, elles demeurent stériles, ou donnent lieu à d'autres maux.

De cette double opposition se tire cette précieuse et irrésistible conséquence, que si la pathogénie de la peste doit reconnaître des causes locales et particulières d'insalubrité, il y a dans la reproduction du typhus d'Orient, d'autres conditions de lieu, inhérentes aux lieux, entièrement distinctes des premières, les dominant, s'en emparant, et les manipulant pour en faire sortir la peste : permettez-moi de vous faire remarquer que c'est toujours au profit de la spontanéité.

La peste rare, ou endémique, ne produit point l'épidémie : c'est un fait. Elle n'est donc pas contagieuse : on l'admet ; mais elle le devient, dit-on, dans l'épidémie. La contagiosité lui est donc étrangère, et lui est apportée par l'épidémie, qui la précède, puisqu'elle lui donne une propriété dont elle est privée normalement : où l'épidémie prend-elle cette étonnante faculté ?

Nous dirons incidemment ; peut-être redirons-nous, que le fait d'une maladie contagieuse dans un cas, et non cotagieuse dans un autre, est si prodigieusement extraordinaire, et si négativement vrai ou possible, que la contagion doit être révoquée en doute, et décidément niée, toutes les fois qu'elle se présente dns cet état incompréhensible de double contradiction (1). Vous ne verrez ce phénomène théorique que dans les livres ; les contagieuses vraies, les virulentes, se refuseront toujours à vous le montrer : la variole, mon grand et énergique cheval de bataille, épidémiquement inoffensive, puisqu'il y a toujours de la picote partout, est méthodiquement contagieuse, toujours, en tous lieux, à tout moment. La peste épidémique, n'est, en outre, contagieuse par rien de ce qui constitue essentiellement la contagion ; et, par contre, elle le devient par tout ce qui ne l'est pas dans la contagion véritable. Il faut encore ajouter qu'elle ne sait pas dire comment elle opère pour se transmettre aux individus sains ; ni comment il lui arrive de ne pouvoir jamais introduire, avec elle, l'épidémie dans les pays indemnes où on la transporte, ni dans ceux qui la confinent sans obstacles.

____

(1) Voyez pages 21-22 ; et plus loin.

Mais reprenons le cours de notre argumentation.

La peste endémique n'est pas contagieuse. Rare ou épidémique, elle ne se développe — ici le verbe *se développer* est bien à sa place — que dans des pays déterminés : elle ne trouve donc les conditions hygiéniques de sa naissance que dans ces contrées spéciales. Toutefois, ces conditions pathogéniques, toutes locales, mais communes et vulgaires, et inconnues de la contagion, n'enfantent la peste que dans certains climats bien choisis et bien connus, quoique,· à une heure donnée, elles soient évidemment présentes dans toutes les contrées du monde : l'influence propre du lieu leur est donc nécessaire. Nonobstant la réunion de ces deux causes de la peste, le typhus d'Orient, non contagieux dans son état d'endémie, reste rare et endémique pendant des années entières ; puis, une épidémie survient, et éclate tout à coup : il faut donc absolument qu'aux causes communes, et qu'aux conditions de lieu, soit venu s'ajouter quelque chose de nouveau, un troisième élément de genèse, qui n'est ni l'influence générale du lieu, ni celle des causes locales et vulgaires : c'est nécessaire ; c'est indéniable.

Ce quelque chose ne siège pas davantage dans les individus, qui sont pareillement les mêmes dans tous les temps. Cet agent pathogénique inconnu, admis, d'ailleurs, même par les contagionnistes, n'existant ni dans les choses ordinaires, ni dans la nature du lieu, ni dans l'individu, se trouve donc dans le milieu ambiant, autour de l'homme : non point sous l'aspect de contage, puisque l'endémie pestilentielle n'est pas contagieuse ; que c'est l'épidémie elle-même qui apporterait la contagiosité à la peste, et qu'elle commettrait cette anomalie, prodigieusement paradoxale, de s'amollir et de rendre l'âme au milieu de la masse immense de germes versés par elle-même dans la circulation extérieure ; mais bien sous la forme insaisissable d'une modification inconnue, aussi étrangère aux émanations du lieu qu'aux composants de l'air, qui demeurent immuables et permanents : modification variable sans doute, mais « constituant la cause générale et essentielle qui préside partout à l'établissement de toutes les épidémies » (1).

____

(1) *in* Grisolle ; etc.

Cet inconnu est le seul de qui la spontanéité n'ait pas reçu les confidences ; mais il a une existence aussi certaine et aussi éclatante que la lumière du soleil qui éclaire le jour. Par lui, il ne subsiste plus aucune obscurité dans l'épidémiologie : l'épidémie, qui peut aisément se passer du premier des deux autres concurrents, ne vient au monde que sous son influence, et ne naît que là où il en place le berceau, dans les pays appropriés. La contagion ne connaît pas davantage cet étranger générateur, de qui elle se vante de descendre : elle a, en outre, la disgrâce de voir régner, dans toute son histoire, une obscurité si épaisse que personne n'y comprit jamais rien, sinon qu'on doit aveuglément lui donner toute sa foi ; et que dans la disette de graine épidémique, il faut aller s'approvisionner aux greniers de la spontanéité, où elle est née, et d'où sort l'épidémie.

Cet état accidentellement survenu dans un lieu plus ou moins étendu, s'appelle *Constitution atmosphérique* ; *constitution, influence épidémique* : on l'appellerait peut-être mieux, *constitution météorique*. Vous le trouverez partout nommé, pêle-mêle avec la contagion aérienne, dont il fait toute la besogne.

A la constitution atmosphérique correspond une situation sanitaire spéciale, qui est la *constitution médicale*, dont l'action est si marquée et si générale, qu'elle fait taire toutes les autres maladies, ou fait tourner à la peste, celles à qui l'épidémie permet encore de se montrer : le traumatisme le plus accidentel et le moins épidémique, n'échappe pas, dit-on, à cette loi, aux effets de laquelle la contagion ne saurait prétendre aucun droit.

La contagion donne à la *constitution médicale* une portée bien plus étroite et un sens bien plus obscur ; et elle la fait toujours dépendante d'un état atmosphérique si confus que la raison et la science en demeurent effrayées. Mais passons.

Où la constitution épidémique trouve-t-elle sa cause ? en quoi consiste cette cause ? Je ne le sais ; je ne me le demanderai même pas, parce que « c'est perdre son temps, que de rechercher les causes premières (1) », au-dessus et au-delà desquelles il y a toujours une cause plus première encore. Je

______

(1) Dict. cit.

me demanderai, bien moins encore, par quel mécanisme intime
la constitution météorique produit l'épidémie ; car si la science
peut espérer de trouver, un jour, réponse aux question de
cause et de nature, elle restera toujours muette devant la
troisième, comme devant une infinité d'autres difficultés
médicales de même ordre, ou d'espèce différente.

Hippocrate, cependant, enseigne que le médecin doit porter
ses investigations même jusque dans la cause de la cause ;
mais, chez nous, quand Hippocrate dit oui, Galien dit invaria-
blement non.

Si j'avais de l'autorité, je recommanderais néanmoins le con-
seil d'Hippocrate (1).

CHAPITRE X

LOCALISATION DE L'ÉPIDÉMIE.

Que si vous me demandiez encore pourquoi la constitution
épidémique n'étant qu'une modification atmosphérique, ou un
phénomène transmis à travers l'atmosphère, son effet se
limite-t-il avec la précision mathématique d'une ligne de dé-
marcation, je répondrais, sans émotion et sans embarras, que
je ne le sais pas beaucoup mieux ; et je ne craindrais pas
davantage de compromettre ma doctrine, ni de donner, par
cette réponse, aucun avantage à la contagion contre la spontanéité. Je pourrais dire, toutefois, que l'épidémie est fixe,
précisément parce qu'elle est un évènement de la météorologie,
passagèrement permanent comme elle-même.

Mais si la question était rétorquée, la contagion, unique
génératrice de l'épidémie, et n'empruntant rien qu'en elle-
même, se trouverait arrêtée sans issue ; car munie de ses
germes matériels, et, par conséquent, pondérables et mobiles,
elle doit s'étendre toujours et marcher sans cesse. Pourquoi
ne gagne-t-elle pas un mètre d'étendue au-delà du premier
cercle de l'épidémie ? pourquoi, cette nouvelle et légère zône

---

(1) Il faut, autant qu'on le peut, remonter à la cause, et à la cause de
la cause. Hipp. ; Epid. ; Livre II, n° 66.

conquise, n'envahit-elle pas, dans les ondulations aériennes, un autre mètre à côté de la dernière limite ? pourquoi, étant toujours pondérable, mobile, et libre, ne franchit-elle pas une autre petite lisière de la minceur d'un petit travers de doigt ? Et pourquoi, enfin, conquérant toujours ainsi, ne s'avance-t-elle pas, sûrement et rapidement, jusqu'aux confins du monde terrestre, dont elle ne pourrait jamais plus quitter aucune partie, tant qu'un seul homme y resterait debout ? La contagion matérielle, libre et mobile, doit agir ainsi, ou abdiquer dans le royaume de l'épidémie et de la transmission à distance.

Mais la spontanéité, compatissante, vient au secours de l'usurpatrice de ses droits, et répond pour elle : la contagion n'est pas extensible, parce que pour marcher, elle devrait emporter dans son bagage les causes locales, l'influence du lieu et la constitution atmosphérique ; objets trop lourds pour ses débiles épaules, ou trop difficiles à mettre en valise de voyage.

La constitution épidémique étant un événement de la météorologie, on peut affirmer sans craindre le démenti, qu'elle ne dépend d'aucun agent pourvu des trois qualités de la matière que je viens d'énoncer ; la mobilité ne peut donc être une propriété de cet agent, dont, par conséquent, l'effet doit être essentiellement fixe.

Cette explication est suffisante pour faire comprendre la limite linéaire et immuable de l'épidémie. On peut encore se rendre compte de l'inamovibilité de la constitution atmosphérique par la comparaison d'autres phénomènes de cause semblable, qui sont des faits vulgairement connus.

De ce qu'il pleut à Paris, il ne s'en suit pas que la pluie mouille, au même moment, la France entière, ses rivages et ses mers ; et de ce que Paris est plongé dans les gaietés insolites d'un soleil sans masque, il ne s'en suit pas nécessairement qu'il ne fasse noir et pluvieux à ses portes.

Il est arrivé à vos oreilles, en villégiature dominicale, comme aux miennes, d'entendre, sur la côte de Montmorency, tomber de la bouche indifférente d'un commensal de ce lieu, ces paroles attristantes : il pleut à Paris. Et tournant aussitôt, de ce côté, vos regards inquiets, vous voyiez, en effet, la belle cité couverte d'un ciel d'eau ; tandis que vous aperceviez, dans les splendeurs du soleil, les pompes de Nanterre et la fumée des fritures d'Asnières.

La pluie vous a quelquefois chassé du bois de Saint-Louis, alors que la poussière blanchissait vos guêtres ou les pieds de vos chevaux dans l'avenue de Saint-Mandé, ou au pas de la barrière du Trône. Et l'on voit, non moins souvent, la grêle, épaisse et grosse, tracer, sur les près, les vignes et les moissons, une chaussée tirée au cordeau, comme l'auraient fait dix escadrons, au front centenaire, dans leur galop savant et serré. Un doigt plus loin, la fragile fleur des champs, un peu meurtrie par le voisinage du choc, étale avec bonheur, ses feuilles vertes et ses corolles épanouies et peinturlées.

Ainsi font les désordres méthodiques de la nature; ainsi fait, dans sa comparaison, peut-être répréhensible, la constitution atmosphérique, qui explique, par-là, ce que la contagion n'eût jamais rendu compréhensible : pourquoi un faubourg du Caire a pu être dévasté par la peste, tandis que la ville était épargnée, malgré le libre échange de toutes les communications ; et comment deux individus, travaillant, la journée entière, parmi cette population pestiférée, ont pu regagner, le soir, leur domicile, au village voisin, sans que la peste se soit avisée de suivre jamais leurs pas ; comment, à la fin, ils sont allés mourir de la peste dans leurs familles, sans que le fléau, gagné sous l'influence de l'épidémie du faubourg, ait pu mordre, ni sur leurs parents respectifs, ni sur aucun autre habitant du hameau.(1) ; pourquoi, tout dernièrement, un faubourg de Marseille a pu être épidémiquement éprouvé par la picote, tandis que la maladie était aussi rare que jamais dans le centre de la cité provençale ; pourquoi, il y a quelques années, trois individus d'une même famille, venus fréquemment, avec séjour, dans une autre ville du midi de la France, maltraitée par la petite-vérole, moururent de cette virulente sans la communiquer au village épouvanté; comment une variole des plus violentes s'abattit, un jour peu ancien, sur un pauvre petit hameau caché dans une gorge des Pyrénées, qui n'ont pas daigné l'inscrire dans leur géographie usuelle; et y fut si meurtrière qu'il fallut envoyer, d'office, à ces braves gens, des

---

(1) Prus, rapport sur la peste.

médecins et des gardes-grises. Personne n'a pu dire d'où était venue cette épidémie de picote dans ce lieu solitaire et désert, entouré de tous côtés de la santé la plus complète et de la salubrité la plus entière ; habité, depuis des temps inconnus, par une colonie sobre, laborieuse, forte et casanière. Personne, non plus, n'a su, en regardant dans les distances les plus étendues, où était allé ce fléau, disparu, enfin, qui mourut ainsi sur place, tout seul, naturellement, tout entier, et n'est pas ressucité. Je puis nommer des émigrants qui se réfugièrent dans un bourg à peine éloigné de quatre ou cinq quarts d'heure, sans y porter la picote, qui n'osa pas davantage poursuivre ces fugitifs, pleins de virus dans toutes leurs cavités et dans tous leurs pores, et aussi accessibles au fléau que le reste des habitants.

C'est par-là aussi que Sydenham, que l'on peut considérer comme le premier père intuitif de la spontanéité, aurait pu facilement comprendre pourquoi une ville pestiférée pouvait être entourée d'autres villes et d'autres populations saines, malgré la continuité du mélange des habitants et de toutes les relations anciennes, si chaque fois qu'il amenait à la lumière la cause véritable des épidémies, l'envieuse contagion ne l'eût fait regarder en arrière, pour lui dérober l'Eurydice de ses constantes recherches (1). Le même phénomène de la nature aurait expliqué à Zimmermann comment il avait pu arriver, dans le canton de Berne, et tout proche de cette ville, qu'un village eut eu à supporter une violente épidémie de dysenterie, tandis que les villages circonvoisins étaient plongés dans la plus parfaite santé ; et que, les rôles changeant, l'année d'après, les villages environnants, à leur tour, fussent décimés par une aussi funeste dysenterie, alors que le premier put contempler, dans son meilleur état sanitaire, le malheur des voisins, qui n'étaient séparés de lui « ni par des forêts, ni par des montagnes, ni par le temps », qui, dans les deux cas, fut exactement le même dans la contrée englobant tous ces villages de la vieille Helvétie (2). Par le secours de ce même phénomène de la constitution atmosphérique, vous comprendrez encore comment la peste d'Astrakhan, privée de

____

(1) Tome 1 ; nᵒˢ 11, 164, 165, 169 ; etc.
(2) Zimm. Loc. cit.

contagion locale, d'origine exotique, de route connue pour son voyage ; et à qui M. Tholozan refuse, depuis douze ans, toute espèce de passeport, naquit de la spontanéité, et n'aurait jamais vu le jour, si la constitution météorique n'était une nécessité de toutes les épidémies, dans tous les pays du monde.

Par-là, enfin, mille autres faits, éternellement restés sur les bras impuissants de la contagion à distance, qui, *d'elle-même,* n'en aurait jamais trouvé l'explication ; et que vous lirez dans les ouvrages techniques et les écrits de toute sorte, jeunes ou âgés, deviennent aussi limpides qu'un jour sans nuages, et délivrent la contagion aérienne de ce poids collant, plus incommode qu'un parasite carnassier, impitoyablement cramponné sur sa victime, et la torturant sans relâche nuit et jour.

En un mot, la constitution atmosphérique ne marche point : la contagion épidémique seule marche ; doit marcher, du moins, comme un Juif-Errant maudit, poussée par la fatalité de ses agents matériels, libres et mouvants : elle ne marche pas pourtant, parce que la spontanéité est une nécessité.

Nous voici parvenus au terme de notre premier voyage. La spontanéité a la confiance que votre conviction a précédé notre arrivée au pays du cosaque du Don. Elle voudrait cependant espérer que vous l'accompagnerez encore dans l'exploration qui nous reste à faire chez les cosaques du Volga ; et que votre bienveillance et vos encouragements la soutiendront dans cette nouvelle épreuve avec la fermeté et la constance que vous lui avez témoignées dans la triste histoire de la cosaquesse du guerrier du Don. En vous invitant à ce nouveau rendez-vous, elle vous exprime avec effusion sa gratitude la plus tendre ; et avant de se séparer de vous, elle demande la faveur de vous adresser quelques mots : ne refusez pas de l'entendre.

« Dites bien au monde que quoique je réclame, pour moi
» seule, toutes les épidémies, disparues ou à venir, je ne suis
» pas une méchante fille ; et que mon cœur est loin d'être

» insensible aux malheurs de l'humanité. Je ne me glorifie
» point du mal involontaire que je vous fais. Mille fois, je
» préférerais ne pouvoir, comme la contagion, attenter ni à la
» vie ni à la santé d'aucun de vous ! Mais sous l'action de
» phénomènes naturels, que jusqu'à ce jour la contagion vous
» a empêchés d'étudier, quand ils s'accomplissent sur une
» terre à peste, comme celle où nous sommes présentement,
» je prends naissance ; et je sévis suivant l'intensité de ce
» concours du phénomène physique et du lieu. Obligée de
» naître, et d'être malfaisante, je m'efforce aussitôt de gagner
» votre pardon, en vous instruisant ; en vous enseignant la
» vérité, et en vous montrant vos intérêts.

» Puisque je ne puis venir au monde que dans la réunion
» de ces deux conditions : lieux appropriés et phénomènes
» particuliers de la nature ambiante, que, faute de meilleure
» nomenclature, on appelle, jusqu'ici, Constitution Atmos-
» phérique, je ne suis possible que là-même où cette réunion
» phénoménale s'est accomplie. Et comme l'on n'emporte
» pas plus sa patrie que celle de la peste sous la semelle de
» ses souliers ; et que d'autre part, on n'a point d'empire sur
» les phénomènes naturels, je ne puis rien hors du cercle
» obligé de mes exploits : hors de là, je ne suis pas plus
» dangereuse que la contagion : fuyez donc ; et qu'on vous
» laisse toutes les portes ouvertes. Emportez tous les vôtres;
» ne laissez sous ma dépendance, et à la garde des parents
» désemparés et des amis dévoués du genre humain, la
» cornette, la bure et le médecin, que ceux que la fatalité aura
» enchaînés au sol prédestiné, fécondé par l'intervention de
» phénomènes extérieurs, dont il vous faudra maintenant
» étudier l'action et rechercher la nature.

« A cette heure, vous me connaissez. Je ne suis point cet
» être fantasque qu'on vous avait représenté honteusement
» caché sous le voile des plus obscurs mystères d'un autre
» monde. Désormais, les rôles sont changés : c'est moi,
» aujourd'hui, qui, solennellement, devant vous, jette le
» manteau mystique dont on m'avait méchamment affublée,
» sur les épaules de la contagion, pour ne rester vêtue, à vos
» yeux, que de la robe nue de la pure vérité ! »

C'est une profession de foi que vous venez d'entendre ; elle est claire et catégorique : c'est toute la spontanéité. Ne l'oubliez pas ; elle triomphera de toutes les difficultés que le contagionnisme essayera de vous susciter encore.

Vous voyez que la spontanéité ne redoute point le surnaturel, qui ne la regardera pas plus que tous les autres êtres, vivants ou inanimés, de cette terre. Elle n'a pas peur de tomber dans un bénitier ; et elle n'aurait pas la crainte d'y être brûlée, d'ailleurs, parce qu'elle sait fort bien qu'elle est fille très-légitime et très-naturelle du monde matériel. La contagion n'a pas la même liberté. Elle est astreinte à ces mêmes ménagements dont est dégagée la spontanéité. Elle doit prouver la transmission épidémique par la seule intervention des notions classiques du contagionnisme, qui, écartant, dans un amoncellement d'obscurités profondes, toute idée et tout voisinage de mysticisme, satisfont les esprits médicaux, et les rendent indulgents, inattentifs ou aveugles sur la légitimité de l'application, qui, précisément, ne peut s'adapter aux faits que par le consentement de la métaphysique et de l'impossible. La spontanéité a raison : que la contagion lui dispute sa simplicité, ses avantages et la vérité de ses principes !

Parmi les conditions qui la font naître, la spontanéité mentionne à peine les émanations locales, qui ne sont, à proprement parler, que les causes *telluriques* d'aujourd'hui ; et qui n'ont, en effet, aucune importance, puisqu'elles sont partout communes et permanentes, tandis que les épidémies ne sont qu'un accident inattendu et varié. Mais l'action du lieu est indispensable dans les épidémies propres et particulières à des pays déterminés, où, cependant, elle ne pourrait les produire sans le concours de la troisième cause de genèse, la constitution météorique, qui, à son tour, ne peut se passer de la précédente que dans les épidémies cosmopolites : à celles-ci suffit l'influence étrangère de la constitution, laquelle demeure la cause la plus générale.

Ces deux conditions n'ont rien de commun avec la contagion ; la contagion n'aurait rien de commun avec l'épidémie, lors même que la spontanéité ne serait pas une nécessité démontrée. Epidémie, spontanéité, nous le rappelons pour l'usage d'une Preuve future, sont donc deux expressions synonymes. Assurément, on ne dirait pas avec harmonie, il vient d'éclater, dans un tel pays, une spontanéité de variole, de fièvre jaune, de choléra, de peste orientale..., quoique ce langage fut d'une parfaite correction. Mais si la synonymie n'était pas absolument grammaticale, elle serait vraie par l'idée ; ou, au moins, de cette façon, qu'au mot épidémie, lu ou prononcé, l'entendement du médecin, et celui de l'homme du monde répondront désormais, sans hésitation : *spontanéité*.

J'ai fini. Remarquez bien qu'aucun besoin de mon sujet ne m'obligeait d'aborder ces considérations, parmi lesquelles la constitution extérieure est seule un fait certain, admis et partout démontré. Je devais prouver que la spontanéité est nécessaire dans tous les états de la peste, et de toutes les autres épidémies ; cette dernière et longue digression m'y a aidé ; pensez du reste ce qu'il vous plaira ; et écoutez, pour terminer, ce que disait, naguère, un des hommes les plus éminents de notre Faculté. « Et à cette occasion, je suis heureux » de vous faire observer que, depuis quelque temps, nous » perdons peu de malades dans nos salles. *La constitution* » *médicale hospitalière est excellente. Très-mauvaise, au* » *début, à notre entrée dans cet hôpital,* car nous avons eu » quantité d'érysipèles et d'infections purulentes, *elle est* » *aujourd'hui* on ne peut meilleure. *C'est à confondre la* » *raison ; mais cela est ainsi ;* ne nous en plaignons pas (1). »

FIN.

---

(1) Professeur Richet ; *Hôtel-Dieu neuf ; in* Mouvement Médical du 5 février 1879.

POST - SCRIPTUM

Au moment où se terminait l'impression de ce mémoire, un bruit sinistre se répandait dans la ville de Perpignan. On disait qu'une violente épidémie de petite-vérole noire venait de se déclarer dans le hamean de Saint-Gaudérique, dont elle n'est séparée que par la largeur du Champ-de-Mars ; la nouvelle était vraie.

L'épidémie a été courte dans sa durée, et brutale dans sa conduite. Radoucie déjà, malgré la quantité massive de germes noirs lancés par elle dans l'air ambiant, elle semble se disposer à quitter sa résidence champêtre; on la surveille; et si, contrairement à son habitude, elle ne déménage pas à la cloche de bois, nous la suivrons à la piste, et vous informerons de la route qu'elle aura prise.

·Mais d'où venait-elle ? — La contagion s'était empressée de lui trouver une origine : des moutons ayant la clavelée avaient infecté le hameau de Saint-Gaudérique de variole noire.

Cependant, l'information démentit ce bruit. Les moutons, d'ailleurs, ne savent pas inoculer ; et les virus aériens n'ont pas encore appris à s'inoculer eux-mêmes. Or, nous savons qu'il n'y a que l'inoculation vraie qui soit contagieuse ; et que l'inoculation prophylactique de la picote ne fut jamais épidémiquement contagieuse. Les moutons clavelés ne seraient pas tombés du Ciel, et n'y seraient pas remontés : ils auraient été précédés, à Saint-Gaudérique, d'une traînée de variole, qui les aurait suivis ensuite le long des chemins. Vous savez aussi que si une virulente pouvait se communiquer épidémiquement, elle ne reproduirait qu'une maladie moyenne, le degré de l'épidémie ne dépendant jamais que de celui de la constitution. La variole *noire* n'est donc pas contagieuse en cette qualité ; elle ne transmettrait que la picote commune ; elle est toujours épidémique ; épidémie et spontanéité sont toujours synonymes : l'épidémie de Saint-Gaudérique ne venait donc point de contagion ; et, au surplus, les moutons qui auraient eu la clavelée blanche, n'auraient pu semer la petite-vérole hémorrhagique.

La contagion ne défendit pas davantage sa première version ; et comme il ne s'en présentait pas d'autres, elle laissa l'épidémie naître sur place, et elle fit sagement.

L'épidémie mourra-t-elle aussi sur place? — On la surveille, je vous l'ai dit ; mais l'épidémie et la spontanéité conservant toujours leurs rapports de synonymie, la variole de Saint-Gaudérique ne voyagera pas plus au départ qu'elle ne l'a fait à l'arrivée; et si, dans son décours, il se manifestait quelque recrudescence, on pourra aussitôt relever les surveillants, car cette exacerbation, que le contagionnisme ne pourrait motiver, serait une seconde naissance locale, qui confirmerait la première, et rendrait impossible toute fugue terminale.

La ville ne s'est pas ressentie du voisinage de l'épidémie. Une commune importante, peu éloignée, et située au sens opposé ; un autre petit hameau, plus ancien et moins étendu, adossé au premier; des habitations isolées ou agglomérées, sont aussi restés indemnes dans le voisinage de cette partie de la banlieue, qui descend, à proximité, dans les jardins maraîchers de Saint-Jacques, dont *la tendresse et la verderesse* nourrissent la cité, ses environs, et une partie de la France ; et qui, quelques mois auparavant, n'avaient pas su, non plus, introduire en ville, dans leurs choux et leurs salades, et dans les grandes poches de leurs maîtres, une épidémie légère de scarlatine, laquelle, pense-t-on, suivant, la nuit, le lit de la rivière, sera allée se noyer dans l'embouchure de la Tet, comme les sauterelles frustes, de Zimmermann, dont je n'ai pas encore trouvé l'occasion de vous entretenir. L'épidémie de Saint-Gaudérique montre donc l'intention visible de mourir dans son berceau.

La spontanéité a promis *au monde converti* la préservation la plus efficace contre la variole ; mais jusque-là, faut-il, comme à Saint-Gaudérique de Perpignan, rester spectateurs impassibles de l'épidémie, et se contenter d'en chiffrer les morts ?

Dès avant la fin de la sixième année de la découverte de la vaccine, un comité de médecins anglais déclarait que la revaccination était pour chacun, un complément indispensable de prophylaxie. Tout le monde dut se rallier à ce précepte inattendu ; mais on dispute encore sur les époques auxquelles cette seconde opération doit être pratiquée. La spontanéité donne son avis ; et, comme toujours, elle l'accompagne des raisons qui la font parler.

Premièrement, il faut revacciner au début et dans le cours de toute épidémie. Pourquoi ? — La contagion étant étrangère à l'épidémie ; la vaccine restant toujours préservatrice à l'égard de la variole sporadique, et souvent même envers l'épidémie; spontanéité et épidémie demeurant toujours dans leurs relations de synonymie, il s'en suit que la constitution atmosphérique, cause de toute épidémie, et de toute variole dans l'épidémie, chez les vaccinés ; il s'en suit que l'influence épidémique dépouille plus ou moins complètement le sujet de sa défense vaccinale, et le livre aux fureurs du fléau dans cet état de nudité défensive ou d'armure insuffisante : c'est donc à ce moment pressant qu'il importe de reconstituer la préservation individuelle.

Mais, puisque l'influence épidémique est destructive de la préservation vaccinale, quelle peut être, pour l'avenir, la valeur prophylactique de la vaccine donnée en temps d'épidémie ? Question intéressante, à laquelle nous aimerions voir les contagionnistes répondre.

Secondement, il faut, en tout temps, revacciner après ou pendant le travail physiologique de la puberté. Pourquoi ? — 1°, Il est d'observation que la revaccination réussit le plus à l'époque que nous venons de désigner; 2°, dans les épidémies de petite-vérole, c'est parmi les sujets ayant franchi cet âge de la vie, que le fléau attaque le plus d'individus, et détruit le plus de monde. Or, la vaccine étant aujourd'hui générale, si les revaccinations réussies sont plus nombreuses en un moment où la variole est devenue parallèlement beaucoup plus méchante, c'est qu'à ce moment, comme plus haut, la préservation a le plus complètement disparu, a été le plus entièrement usée : c'est donc à cette époque de l'existence qu'il convient de pourvoir l'homme d'une préservation nouvelle, qui le défendra pour le reste de ses jours, si elle présente les caractères connus de la bonne vaccine.

La puberté est un phénomène physiologique, qui transforme l'homme, et le lance violemment de l'enfance dans la jeunesse. Dans ce travail immense de la nature, les diathèses qui sommeillaient, se lèvent, et poursuivent leurs victimes jusqu'au bout de la vie ; ou bien elles restent dans les langes de l'enfance, et laissent la place libre à la santé. La préservation vaccinale est une diathèse bienfaisante ; elle a sombré en doublant le cap de la puberté ; il est pressant d'en munir de nouveau le jeune adepte, qui s'avance dans la vie avec toute la grâce du soutien de l'espèce, et toute la majesté du Roi de la nature.

TABLE DES MATIÈRES

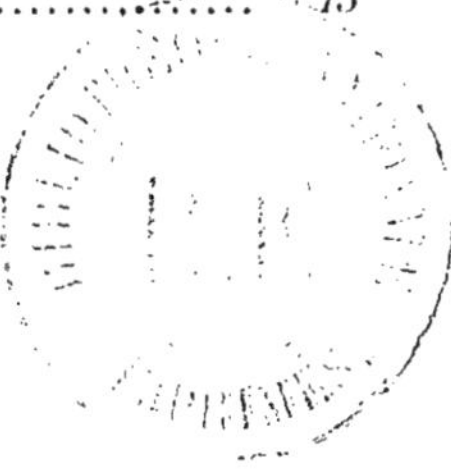

LIBRAIRIE J.-B. BAILLIÈRE ET FILS

ANGLADA. --- **Études sur les maladies nouvelles et les maladies éteintes,** pour servir à l'histoire des évolutions séculaires de la pathologie, Paris, 1869, 1 vol. in-8 de 700 pages. . . . . 8 fr.

ARNOULD. --- **Nouveaux éléments d'hygiène.** par Jules ARNOULD, professeur d'hygiène à la Faculté de médecine de Lille, 1882. 1 vol. in-8, de 1360 pages, avec 284 figures, cartonné. . . . . 20 fr.

BERNARD (Claude). --- **Introduction à l'étude de la médecine expérimentale.** Paris, 1865, in-8, 400 pages. . . . . 7 fr.

BOUCHUT. --- **Traité de diagnostic et de Semiologie,** comprenant l'exposé des procédés physiques et chimiques d'exploration médicale (Auscultation, percussion, cérébroscapie, microscopie, Analyse chimique) et l'étude des symptômes fournis par les troubles fonctionnels. Paris, 1883, 1 vol. gr. in-8 de 692 pages avec 150 figures . . . . . . 12 fr.

COLIN. --- **Traité des maladies épidémiques.** Origine, évolution, prophylaxie, 1879, 1 vol. in-8 de xx-1032 pages. . . . . 16 fr.

CHAUFFARD (P. E.). --- **La Vie.** Etudes et problèmes de biologie générale Paris, 1878, 1 vol. in-8 de 525 pages. . . . . 7 fr. 50.

— **De la fièvre traumatique** et de l'infection purulente, 1873, 1 vol. in-8 de 229 pages. . . . . 3 fr. 50.

GALLARD. --- **Clinique médicale,** par T. GALLARD, médecin de l'Hôtel Dieu, Paris, 1877, 1 vol. in-8 de XLIV-636 p. avec 25 fig. . . . . 10 fr.

GRIESINGER. --- **Traité des maladies infectieuses.** Maladies des marais, fièvre jaune, maladies typhoïdes (fièvre pétéchiale ou typhus des armées, fièvre tiphoïde, fièvre récurrente ou à rechutes, typhoïde bilieuse, peste), Choléra. *Deuxième édition* revue et annotée par le Dr E. VALLIN, professeur à l'Ecole du Val-de-Grâce. Paris, 1877, 1 vol. in-8, XXXII-742 pages . . . . 10 fr.

LORAIN --- **Le pouls, ses variations et ses formes diverses dans les maladies.** Paris, 1870. 1 vol. gr. in-8, 372 pages avec 488 fig. . . 10 fr.

VALLEIX. --- **Guide du Médecin praticien,** ou Résumé général de Pathologie interne et de Thérapeutique appliquées. *Cinquième édition,* entièrement refondue et contenant le résumé des travaux les plus récents, par P. LORAIN, médecin des hôpitaux de Paris, professeur agrégé de la Faculté de médecine. Paris, 1866, 5 vol. gr. in-8, avec 411 fig. . 50 fr.

LAVERAN et TEISSIER. --- **Nouveaux éléments de pathologie et de clinique médicales,** par A. LAVERAN, professeur agrégé à l'Ecole de médecine militaire du Val-de-Grâce, et J. TEISSIER, professeur agrégé à la Faculté de médecine de Lyon, *deuxième édition.* Paris 1883, 2 vol. in-8 avec figures. . . . . 18 fr.

Perpignan. — Imprimerie de l'*Espérance*.